Regina Rebello e Ricardo Leme

O PODER DOS
Mantras
COTIDIANOS

Uma radiografia dos sons, imagens e notícias que nos cercam e um caminho para o bom, belo e verdadeiro

São Paulo, 2017

CIP-BRASIL. CATALOGAÇÃO NA PUBLICAÇÃO
SINDICATO NACIONAL DOS EDITORES DE LIVROS, RJ

R233p

Rebello, Regina
    O poder dos mantras cotidianos / Regina Rebello, Ricardo Leme. - 1. ed. - Barueri, SP : Ciranda Cultural, 2017.
    128 p. : 21 cm.

ISBN: 978-85-380-7489-2

1. Técnicas de autoajuda. I. Leme, Ricardo. II. Título.

17-42371   CDD: 158.1
                                          CDU: 159.947

Projeto Gráfico e Arte-final
Paragrapho

Copyright 2017 Regina Rebello e Ricardo Leme
Todos os direitos reservados. Nenhuma parte deste livro pode ser reproduzida ou transmitida em qualquer formato ou por quaisquer meios, gráfico, eletrônico ou mecânico, incluindo fotocópia, gravação, ou através de arquivo de informação ou sistema de recuperação de dados, sem permissão escrita da editora.

AGRADECIMENTOS

Agradecemos aos nossos ancestrais, que nos concederam a vida, o entusiasmo e os dons.

Agradecemos aos nossos filhos, que nos propiciam a experiência do amor genuíno e do amadurecimento.

Agradecemos às almas afins e as nem tanto, que, de forma corpórea ou não, nos acompanham nesta existência, aceitando as provas que escolhemos transcender, assim como os nossos momentos de alternância entre amor e desatino.

Agradecemos a Deus a dádiva de nos permitir despertar ao longo da história, lembrar nossa essência divina, reverter nossos mantras e cumprir nossa missão nesta vida: aprender!

E isso inclui aprender a ser mais equilibrado(a) e mais feliz!

SUMÁRIO

Agradecimentos 5

Sumário 7

Prefácios 8

Apresentação 12

Um Universo Mântrico 15

Viver é Comunicar 19

Os Mantras Primordiais 23

A Essência dos Mantras Cotidianos 31

Tipos de Mantras 33
    Mantras Familiares 34
    Mantras dos Amigos 37
    Mantras de Doença, Morte e Religião 38
    Mantras da Propaganda 41
    Mantras da Música 42

O Universo da Comunicação 47
    Os Mantras da Literatura 48
    Os Mantras da Mídia 49

Os Efeitos das Informações Mântricas 75

Uma Questão de Saúde 85

O Despertar do Livre-arbítrio 91

Referências 110

Figuras 118

PREFÁCIO

A informação que recebemos do mundo externo fica gravada em nosso subconsciente e memória celular. Portanto, influencia profundamente nossa forma de perceber, pensar, interpretar e criar.

Neste brilhante livro, Regina e Ricardo nos mostram o impacto das informações repetidas ou "mantras" na formação da nossa personalidade.

Podemos ser inconscientes e deixar que qualquer informação captada por nossos sentidos integre nosso diálogo interior. Ou podemos selecionar ao máximo a informação, sermos pensadores conscientes e livres, retomando assim as rédeas de nossa vida.

A qualidade de nossa saúde e bem-estar depende diretamente disso. Quanto mais a informação estiver em sintonia com nosso eu mais profundo, mais harmoniosa e feliz será nossa vida. Nosso subconsciente é constituído por mensagens e imagens que recebemos e que ficam armazenadas em nossa memória celular.

Basicamente, a nossa personalidade e eu exterior são construídos a partir das informações que recebemos na primeira infância ou ainda no ventre materno. Para nos transformarmos em adultos "conscientes" e criadores "conscientes" de nossa vida, temos de fazer dois tipos de trabalho interior.

Por um lado, substituir a informação equivocada que recebemos e apagar as conclusões celulares a que chegamos em momentos traumáticos. Por outro lado, aumentar nosso nível de consciência e aprender a selecionar melhor os conteúdos que recebemos ou fazer com que a informação negativa não nos afete tanto, quando não podemos evitá-la.

Existem muitos métodos para construir um estilo de vida saudável. Há mais de vinte anos, estou nessa apaixonante investigação de como acessar a informação contida em nosso inconsciente. Daí nasceu o Renascimento

Bioflow, pois a respiração é a ponte entre o consciente e o inconsciente, entre nossa mente consciente e as memórias celulares do nosso corpo.

Com a respiração, é possível acessar camadas profundas do subconsciente, liberando as emoções e as crenças negativas que limitam nossa vida. Podemos também desprogramar as ideias mais negativas com as quais nos identificamos - as "mentiras pessoais" – com o uso da escrita reflexiva e afirmações.

Como nosso subconsciente tende a repetir o que escutamos de forma recorrente, os conteúdos que recebemos em nossa infância e ao longo da vida se transformam em nosso diálogo interno, definindo a forma que tratamos a nós mesmos e aos outros.

Este livro é um convite para refletir sobre essas mentiras escondidas em nosso interior, reprogramando nossas células com novos mantras que vibram mais conectados com a vida!

Com amor,

Fanny Van Laere
Renascedora e diretora da Escola Internacional de Renascimento Bioflow
www.respirebioflow.com

Uma agradável e reflexiva leitura. O Poder dos Mantras Cotidianos relê as informações que nos cercam atualmente, com um olhar centrado no que é essencial para o ser humano, o seu caminho de evolução, transcendência.

Regina e Ricardo nos presenteiam com esta obra, sintetizando os infinitos ruídos que já não temos ouvidos para captar, as imagens que já não temos olhos para ver. A humanidade passou milênios de uma forma muito semelhante e de repente tudo muda, a informação, o conhecimento, o domínio sobre a natureza ganha um patamar na magnitude do exponencial.

Saturamos-nos, muito mais gente no planeta que ele pode aguentar, continuamos na ilusão de crescimento econômico, sem considerar crescimento de VALOR, apenas de valor, o dinheiro.

Qual foi a turbina que nos impulsionou até aqui? Queimar a energia do carbono? Produzir e processar alimentos industrialmente? A internet? A evolução da medicina? Tudo isto e mais um pouco.

Revisitar o que nos rodeia em suas diversas vertentes vem nos provocar e encarar o distanciamento da humanidade de uma vida plena, equilibrada. E o começo da mudança é a tomada de consciência do problema, por isto este banho de mantras pode mesmo nos limpar.

A sobrevida no planeta se baseia em economia de energia, armazenamento com suficiência, gasto com precisão. Automatizar tarefas, processos, pensamentos é fundamental para ocorrer esta economia, a homeostase. Da repetição surge o automatismo.

Ainda na apresentação do manuscrito, os autores nos lembram da definição dos Mantras, remetendo-nos ao seu caráter repetitivo. Muitos padrões recorrem com frequência, mas é a nossa sintonia com um ou outro que nos conduzirá a fixar este ou aquele.

A natureza humana sem um norte, sem uma consciência e vontade de seguir um caminho é como um barco à deriva. Esta é a realidade que este livro nos mostra, o grande barco à deriva em um mar de tempestade, onde a energia é canalizada para a destruição, o poder, o território, o dinheiro, e seu uso voltado para a separação e não união dos povos, das pessoas. Seres querendo ser e ter mais do que os que os cercam.

Enquanto 30 bilhões de dólares por ano nos Estados Unidos são usados para pesquisa em saúde e 600 bilhões para defesa, ou seja, guerra, a proporção destruição/regeneração não poderia ser diferente do que hoje vemos nos mantras cotidianos.

Sim, mais negativo que positivo, mais doença que saúde, mais medo que confiança, mais tristeza que alegria, este é o ser humano e o que ele escolhe.

Que possamos refletir com este convite e que amanhã nossa percepção seja diferente!

Mario Fernando Prieto Peres
Médico, pesquisador, professor de neurologia / neurociência e
vice-presidente da Associação Médica Espírita (AME)

APRESENTAÇÃO

"No princípio era a Palavra, e a Palavra estava com Deus, e a Palavra era Deus." (João 1:1).

Tudo começa com a palavra – pensada, falada ou escrita. Por meio dela, o ser humano constrói realidades internas e externas, define roteiros que podem levá-lo a prazeres carnais, objetivos materiais, reinos celestiais ou aspectos sombrios do inconsciente. Da abundância à ruína, da felicidade à depressão, da saúde à enfermidade.

Um olhar atento constata que em toda escolha de vida os "mantras", mensagens de caráter repetitivo, recebidas e emitidas, interferem muito em nossas decisões. De origem sânscrita, a palavra mantra possui dois significados: 1) palavra ou som repetido para ajudar a concentração na meditação, 2) declaração ou *slogan* repetido com frequência (Dicionário Oxford, 2016).

O uso da palavra "mantra" com o significado de declaração ou palavra de ordem é frequente entre jornalistas, professores de economia e até mesmo autoridades. Haja vista declaração recente de um ex-ministro brasileiro de que a "austeridade" seria o "mantra" permanente do novo governo (FERREIRA, 2016).

Na presente obra, resultado de monografia apresentada no curso de especialização em Cuidados Integrativos da Unifesp, o termo foi considerado em sentido amplo (*lato sensu*), desde o aspecto sagrado – sons, ladainhas e orações, como o OM, o AUM e o Pai-Nosso – ao profano dos decretos, *slogans* e afirmações presentes na estrutura familiar, cultural, cotidiana e, principalmente nos meios de comunicação, os maiores difusores de mensagens limiares e subliminares.

Vale saber que 95% dos brasileiros passam mais de quatro horas por dia em frente à televisão, absorvendo informações muitas vezes de caráter questionável. O rádio figura em segundo lugar nas preferências, seguido das plataformas digitais, dos jornais (a fonte mais confiável, segundo a Pesquisa Brasileira de Mídia, SECOM, 2015) e das revistas. Já as novas mídias, as redes sociais, são as favoritas de 92% dos internautas.

Dos sons, imagens e textos veiculados neste universo, entre 50% a 90% possui teor negativo, estando ligado a temas como violência, corrupção, desarmonia familiar, traição e sexo doentio. A exposição intensa a estas temáticas, aliada à falta de sentido existencial, provoca reações em nosso cérebro, incentiva e "legaliza" comportamentos, dessensibiliza para a realidade e torna o pensar e agir compulsivos. Como atraímos tudo por ressonância interna, acabamos sempre atraindo mais do mesmo.

Afinal, podemos fechar os olhos e escolher não olhar para algo, mas nossos ouvidos permanecem abertos e sensíveis durante toda a vida, mesmo durante o sono. Quem de nós não conhece pessoas que têm televisão no dormitório e adormecem com o aparelho ligado? Ou que perdem horas preciosas do dia com programas, leituras e conversas que não lhes acrescentam nada...

Estas atitudes ativam um "poder" criativo gigantesco, se considerarmos que a mente humana gera, em média, 60 mil pensamentos por dia, 60% a 70% deles negativos. O que fazemos com esses pensamentos, essas palavras e imagens que surgem em nossas mentes, define em parte o roteiro de nossa vida. Se os interiorizamos, ruminamos ou simplesmente deixamos ir...

Daí a importância de conhecer mais de perto as mensagens que recebemos do entorno desde o nosso nascimento e também o Universo de Comunicação, com sua capacidade imensa de transformação que pode ser usada de forma terapêutica a qualquer momento. A partir da identificação de nossos mantras dominantes, podemos refletir com mais clareza sobre seus efeitos na nossa conduta e saúde. Podemos começar a mudar...

O manejo consciente e terapêutico das mensagens, imagens e sons que dominam nosso cotidiano representa alternativa interessante para alterar as memórias celulares de dor e a dinâmica de pensamentos e crenças, no sentido de promover a maturidade e o equilíbrio necessário para uma vida plena e saudável, assim como para exercer qualquer atividade ligada à cura.

Com essas ponderações, esperamos fortalecer em outros humanos o exercício do livre pensar e o ressurgir do Ser tão essencial.

Boa leitura e reflexão!

Regina e Ricardo

Um Universo Mântrico

Dizem que, no início dos tempos, um mantra ecoou do hálito divino: o OM. Esse som primordial teve em si o poder de dar forma ao caos, permitindo a criação do mundo em suas diferentes dimensões e seres. Presente no Universo ainda hoje, ele simboliza o Ser Supremo e entoá-lo conduz a um estado de introversão e harmonia; libera energias letárgicas e pode levar ao contato com a Consciência Transcendental, DEUS (Yoga, 2016).

A capacidade do Som de nos conectar com a essência divina é objeto de vários estudos esotéricos. É descrita, por exemplo, uma relação entre a nota tripla AUM e as diferentes dimensões do nosso corpo, e da nota espiritual OM com nossas aspirações mais elevadas. Segundo Anglada (1990), o OM é a expressão vibratória da Alma em seu próprio plano, enquanto AUM é a vibração da alma em encarnação (a personalidade) – sendo A a expressão da mente, U, do corpo astral (ou corpo de desejos) e M, do corpo físico.

Em busca dessa conexão e do estado de lucidez decorrente, o OM e outros milhares de mantras sagrados são repetidos diariamente em várias linhagens religiosas nas diferentes partes do mundo. De forma similar, são empregados os vocábulos AMÉM e AMIN, que significam "Assim seja!", como um pedido de intervenção divina na criação de algo benéfico. Também orações como a Ave-Maria e o Pai-Nosso são proferidas em busca desta confirmação e estado d'alma (WEIGL, 2009).

Mas, à semelhança do som repetitivo do Universo, tudo à nossa volta tem caráter mântrico, repetitivo, a começar pela batida do coração. Do nascimento à morte, imitamos o Universo e organizamos o caos interior, construindo realidades a partir de "mantras". São decretos transmitidos pela família e pela sociedade de forma consciente ou inconsciente, e que indicam ou mesmo formatam silenciosamente a forma "adequada" de sentir, proceder e viver.

Estas frases dominantes ou palavras de ordem expressam ideias ou valores, mobilizam forças psíquicas e criam crenças e padrões de conduta. A cada segundo, constroem a identidade e o campo mental/energético/espiritual das pessoas, de comunidades e de nações. Seu poder de condicionamento independe da forma de transmissão, seja oral, escrita ou telepática, assim como do teor, positivo ou negativo.

Esses verdadeiros "mantras" concretizam uma verdade universal trazida à luz por Cristo e expressa no evangelho de Mateus como: *"Pedi, e vos será concedido"* (Mateus 7:7).

Viver é Comunicar

Comunicar é parte essencial do viver. Essa ligação com o outro – por meio de uma vibração sonora, escrita ou mental – gera um intercâmbio que transcende as palavras e nos sensibiliza para um "mantra", seja ele uma ideia, uma crença, um comportamento ou um sonho.

Cada um interioriza e irradia as informações que reverberam em seu íntimo e, dependendo do conteúdo, atrai alegria ou tristeza, saúde ou doença, união ou separação. Na visão de Michel Maffesoli (2003), a comunicação entre as pessoas é o cimento social, o que promove o *religare* (religação). Conhecido pela popularização do conceito de tribo urbana, o sociólogo francês afirma que só existimos de fato e nos compreendemos na relação com o outro, destacando a falta de sentido do individualismo.

O poder da palavra é evidenciado por Braden (2007) no livro "O Efeito Isaías", segundo o qual cada ser humano cria seu código de conduta a partir das informações que recebe, fazendo escolhas a favor ou contra a vida. Assim, as enfermidades, por exemplo, podem derivar de escolhas e ações individuais e não apenas de causas exteriores. Percebe-se a partir dessas observações que o uso consciente das palavras é uma forma de resgatar a relação perdida consigo mesmo, com as outras pessoas e com o Universo. É a *"linguagem que move montanhas"*, segundo Braden.

Em seu cotidiano, observe que ao chegar de mau humor a um local, as outras pessoas não lhe parecerão bem também. Percepção que muda completamente a partir de atitude mais disponível e sorriso no rosto. E é isso mesmo: o corpo serve para compartilhar experiências individuais de raiva, ciúme e ódio, mas também de amor, compaixão e perdão.

Ainda segundo Braden (2007), cerca de 500 anos antes de Cristo, na cultura essênia, já se dizia que tudo o que se pensa, fala ou faz constrói uma prece permanente, semelhante a um estado de constante oração.

De fato, cada um, nessa prece ativa dos "mantras" dominantes, projeta sua realidade e define a qualidade de seus relacionamentos e saúde, além da presença, ou não, de abundância na vida. Novamente, Jesus Cristo, que Mateus nos recorda ao dizer: *"O que contamina o homem não é o que entra na boca, mas o que sai da boca, isso é o que contamina o homem"*.

De acordo com a filosofia hermética, a realidade se compõe de vários "tecidos" que se interpenetram, qualificando um plano físico (território de estudo das ciências básicas convencionais) e vários planos suprafísicos (território de estudo das ciências ocultas tradicionais). Resumidamente, o mundo físico é envolto e permeado pela região etérica, que por sua vez é envolvido e transpassado pela "matéria" da região do mundo do desejo, que é cercada e imersa na "matéria" da região do mundo do pensamento.

Nesse arcabouço, as afirmações manifestas, mental ou verbalmente, intencional ou inconscientemente, ganham força, especialmente quando aliadas a sentimentos ou emoções intensas, atraindo e sintonizando outras vibrações similares presentes na região etérica do mundo físico e nas regiões inferiores do mundo do desejo (HEINDEL, 1909).

Nas regiões inferiores desses mundos, se encontram vibrações destrutivas de medo, pobreza, doença, fracasso e miséria, assim como nas regiões superiores são encontradas vibrações construtivas de prosperidade, saúde, sucesso e felicidade (HILL, 2009).

Ao seguirmos essa linha de raciocínio, fica claro que um pensamento "potencializado" pela emoção é semelhante a uma semente que, plantada em terra produtiva, brota e se multiplica em milhares da "mesma" espécie. Um "poder" de criação incalculável se considerarmos que a mente humana gera, em média, 60 mil pensamentos por dia (BYRNE, 2015), sendo 60% a 70% deles negativos (LUCAS, 2013).

O poder da palavra associada a emoções genuínas é genialmente ilustrado por Tolstói (2001) no conto "Os Três Eremitas". Ele conta a história de um sacerdote que, em visita a uma ilha distante, decide ensinar como rezar a três eremitas que lá habitavam. Com suas crenças, ele se indigna com a forma simples de os eremitas pedirem a proteção divina: *"Vós sois três. Nós somos três. Tenha piedade de nós".*

Em sua função pedagógica, ele dedica um dia inteiro a ensinar o "Pai-Nosso", em seu entender, o caminho correto para chegar ao Divino. À noite, já se afastando em seu navio, o sacerdote é surpreendido por uma luz distante no horizonte. Ele percebe então os três eremitas correndo sobre as águas do mar rumo ao barco, em reverência e pesar, a lhe perguntar sobre uma parte esquecida do Pai-Nosso. Diante de insólita situação, o sacerdote se rende à simplicidade da prece proferida por eles, com a pureza d'alma que os caracteriza (TOLSTÓI, 2001).

De forma lúdica, o poder dos conteúdos veiculados foi explorado em filmes como "A Origem" (Inception), ficção científica onde ideias são inseridas na mente das pessoas por meio dos sonhos que se confundem com a realidade, e "Poder Além da Vida" (Peaceful Warrior), baseado em fatos reais onde um ginasta se recupera de grave lesão ao reverter sua forma de pensar por meio de "mantras" recebidos de um conselheiro (ou mestre interior).

Os dois filmes explicitam os efeitos danosos de temáticas negativas, nos âmbitos psicológico e emocional, assim como a possibilidade de alcançar equilíbrio, saúde e sucesso a partir do uso consciente das palavras. Conteúdo semelhante é mostrado de forma jocosa na comédia "As Mil Palavras", onde a vida do personagem central é condicionada ao número de palavras emitidas e à coerência de seu discurso com suas ações.

Assim, começa a saltar aos olhos o fato de a qualidade de vida do ser humano guardar íntima relação com o pensar e o sentir, na dependência da escolha entre pensamentos de ataque ou de amor.

Os Mantras Primordiais

A MENTIRA PESSOAL
EU NÃO
SOU DESEJADO **TENHO VALOR** *SOU DO SEXO CORRETO* MEREÇO SER AMADO(A) *MACHUCO OS OUTROS,* **SOU FEIO(A)** SOU BEM–VINDO(A)... *CAPAZ...*

Como começa todo este processo? Bem cedo... Durante a gestação, o ser humano passa pela experiência da entrega, de ser construído, sem interferência. Ele simplesmente é!

A perfeição desse processo do criativo divino é reconhecida no momento do nascimento, na gratidão de todos pelo "presente". Mas logo diferentes interesses religiosos, educacionais e comerciais assumem o novo Ser e decidem ditar como as coisas devem ser.

Assim, o Ser progressivamente passa a ser negligenciado em favor de sua contraparte, o Ter, à semelhança do conceito Freireano de Educação Bancária, segundo o qual conteúdos são levados à criança do mesmo modo que se deposita dinheiro no banco.

Com esse deslocamento rumo ao mundo da ambição, começa a jornada de separação, de afastamento da consciência divina e da adoção de valores ditados pelo ego, originados e reforçados à exaustão por diferentes fontes. Interiorizadas, estas "verdades" determinam a forma como se vê a vida, uma propensão rumo ao bem-estar ou à enfermidade, à pobreza ou à prosperidade.

O mais trabalhoso de todos os mantras negativos é a denominada "Mentira Pessoal", identificada em práticas terapêuticas do Renascimento (Rebirthing). Trata-se do *"pensamento-crença-sentimento mais negativo ou limitante que uma pessoa pode ter sobre si mesma e sobre o Universo e que permeia toda a sua vida, de forma inconsciente"* (ORR; VAN LAERE, 2014).

É o mantra negativo que geralmente se cristaliza no corpo no momento do nascimento, projetando-se na vida e interferindo no roteiro da mesma. Ele pode começar na própria sala de parto quando os presentes emitem pensamentos como *"A vida é difícil e dolorosa"* ou *"A vida é uma luta"*, que são impressos sobre o corpo do bebê associados à sua primeira respiração.

Esse tipo de mantra ou crença também pode se instalar durante a gestação, caso a concepção não tenha sido desejada, se houve intenção de aborto ou mesmo se os pais desejam uma menina e nasce um menino. Ele é tão doloroso que o novo ser reduz o ritmo de sua respiração para não entrar em relação, mas, ainda assim, o pensamento se integra à memória celular e cria padrões de comportamento, que só serão superados por meio do mecanismo de compensação.

Sabemos pouco, talvez nada, a respeito da psicologia da concepção, assim como sobre os efeitos que a intenção contida na relação sexual possa ter sobre a informação impressa no conjunto óvulo-espermatozoide (zigoto). Afinal, o encontro óvulo-espermatozoide é puramente físico ou o ambiente que o envolve e permeia tem algum papel em termos informativos? Vale a pena, nesse sentido, conhecer o trabalho do neuroanatomista artístico Alex Grey, especialmente "Os Espelhos da Capela Sagrada", que mostra artisticamente a representação dos corpos suprafísicos do ser humano.

Ser concebido fisiologicamente onde o encontro do óvulo com os espermatozoides se dá entre superfícies íntegras e arredondadas que se tocam pode conter informação diferente daquela que ocorre quando o óvulo é inoculado por uma agulha de punção? O ato sexual pode ter alguma qualidade de informação diferente daquela que ocorre *in vitro*? Discute-se muito sobre sexualidade, legalização do aborto em situações de violência sexual, sem que nos apercebamos que a própria inoculação do óvulo pela agulha apresenta ressonância simbólica com o ato violento do estupro.

Opiniões à parte, é fundamental que nos conscientizemos desses "pequenos" detalhes, visando sempre a melhoria em nossas escolhas. O fato de uma pessoa não conseguir engravidar é um obstáculo a ser transposto a qualquer custo ou pode conter alguma outra informação sobre a história particular de vida da pessoa? Enfim, você acredita que a vida repousa sobre o acaso ou sobre um mistério tremendo e fascinante?

Do mesmo modo que um terreno é preparado para o plantio de determinadas culturas e impedido de permitir o crescimento de outras, também o ato primordial carece de melhor compreensão relativa à natureza das forças criativas, assim como da importância ou não do ambiente em que a concepção ocorre. É custoso crer que não haja diferenças informacionais entre seres concebidos naturalmente, seres concebidos em situações de estupro e seres concebidos após fecundação *in vitro*. Situações ainda sem resposta, mas que merecem ser pensadas.

Um bebê afastado de sua mãe após o parto pode interiorizar afirmações como: *"Não me querem"* ou *"Não mereço ser amado"*. Como compensação ao diálogo interno negativo, ao crescer, faz de tudo para obter amor e cria vínculos de dependência. Ou então, se afasta das pessoas e evita situações de intimidade, que realcem sua vulnerabilidade e receio de não ser amado.

A mentira pessoal e sua compensação costumam induzir à escolha de uma profissão determinada (ORR; VAN LAERE, 2014). Assim, um parto doloroso para a mãe, que faz o bebê interiorizar o mantra *"Minha presença machuca os outros"* pode levá-lo futuramente a escolher profissões onde possa aliviar a dor de outras pessoas. Outro que se sente feio ou não desejado pode optar por profissões ligadas à estética ou à beleza. Já aqueles que memorizam *"Eu não tenho valor"* podem apresentar a tendência a se transformarem em executivos bem-sucedidos, mas que alternam êxito com auto autossabotagem.

Até que essa mentira seja sanada, somos incapazes de nos integrar a Deus e ao Universo, visto ser determinante da forma pela qual criamos e interpretamos a realidade.

A MENTIRA COLETIVA

LA VIDA ES LUCHA **VIVA LA REVOLUCION** *DOLCE FAR NIENTE* **TIME IS MONEY** GOSTO DE LEVAR VANTAGEM EM TUDO *FELICIDADE INTERNA BRUTA* **CONFIANÇA EM SI E NO OUTRO**

Logo ao nascer, o indivíduo é submetido ao mantra coletivo de seu país de origem. Uma afirmação inconsciente que permeia a visão do mundo e vida daquela população, mais ou menos positiva.

O idioma de uma nação é um conjunto de "mantras", que facilita a comunicação consigo, com o outro e com o universo. Interiorizados ou expressos, estes conteúdos repetidos promovem maior ou menor conexão, saúde ou doença, alienação ou consciência.

Tudo parece ter iniciado, segundo o livro do Gênesis, com a construção da Torre de Babel. Na época, os descendentes de Noé falavam a mesma língua e tinham a tarefa de "crescer" e se "multiplicar", quando decidiram construir uma torre que alcançasse o céu, a morada divina. Até que Jeová "confunde" as línguas, inviabilizando assim a construção. Metade da comunicação é falar, a outra metade escutar. Quando alguém fala, mas não escuta o que o outro fala, ocorre algo semelhante ao que o mito acima narra.

A fragmentação em um número extenso de idiomas e dialetos contribui em parte para a falta de compreensão e afastamento entre as pessoas. Mas por quê? Talvez pelo fato de os homens não perceberem que o essencial para o encontro com o divino é a comunhão entre si (torre interior) e não a construção da torre exterior.

Assim, por não perceberem que viviam na unidade e falavam a mesma língua, construíram a tal da torre. Por não perceberem sua unidade, qualidade maior do modo "Ser", se perderam na busca pelo modo "Ter". Na ambição e prazer peculiares ao "Ter", perderam a paz e a alegria características do "Ser".

Já naquela época abrimos mão da "Unidade" pela fragmentária ideia de "Partido". Essa pode mesmo ser a história dos partidos políticos e também da fragmentação linguística, decorrência do afastamento do princípio do amor em direção ao princípio da individualização e do poder. O poder de nomear as coisas e de convencer que elas sejam da forma como eu acredito que elas devam ser.

A "confusão" decorrente do aparecimento de novos idiomas e a consequente perda de entendimento do "todo" foi expressa por Enio Starosky (2015), para quem a percepção da realidade depende do "sistema linguagem – pensamento".

Para exemplificar, ele cita um "mantra" usado por muitas pessoas para desejar paz ao outro: *Salam*, em árabe, ou *Shalom*, em hebraico. A palavra original traz em si vários significados que se perdem na tradução para o português: integridade física, sanidade, saúde (física e espiritual) e aceitação – entre outros.

Um fenômeno semelhante acontece com o conceito de amor no idioma alemão. Enquanto os gregos, os romanos e mesmo as línguas modernas derivadas do latim possuem um número amplo de substantivos para designar o fenômeno do amor – afeto, simpatia, amizade, caridade, compaixão, ternura, paixão – a língua alemã usa um único vocábulo *Liebe*.

Às vezes a gramática do idioma favorece uma visão mais ou menos individualista. Observemos o aramaico, onde a conjugação dos verbos começa com a terceira pessoa e termina com a primeira: Ele ama, tu amas, eu amo.

"Nós, em nossa civilização ocidental, somos inclinados a começar tudo pelo 'eu'. A gramática do eu em primeiro lugar é o reflexo do quão egoísta o meu mundo particular é", destaca Starosky (2015).

Em algumas línguas, até mesmo as palavras que designam os dias da semana reforçam a conexão com algo maior. No livro "Fundamentos de Astronomia", o autor Romildo Póvoa Faria (1987) atribui aos mesopotâmios a criação do conceito de semana em meados do 3º milênio a.C.. Segundo ele, os planetas eram entendidos como verdadeiros deuses que exerciam influência direta nos seres humanos e nos acontecimentos da Terra.

Nesse sentido, dedicaram um dia à adoração de cada deus que conheciam, começando pelo Sol (domingo), que era o "mais importante". Os outros dias foram destinados, respectivamente, à Lua (segunda-feira), Marte (terça-feira), Mercúrio (quarta-feira), Júpiter (quinta-feira), Vênus (sexta-feira) e Saturno (sábado). Muitas culturas preservaram essa concepção por meio da linguagem (ver Tabela 1).

Tabela 1: Influência da cultura mesopotâmia

DIA DA SEMANA	INGLÊS	ESPANHOL	SIGNIFICADO
Domingo	Sunday		Dia do Sol
Segunda-feira	Monday	Lunes	Dia da Lua
Terça-feira		Martes	Dia de Marte
Quarta-feira		Miércoles	Dia de Mercúrio
Quinta-feira		Jueves	Dia de Júpiter
Sexta-feira		Viernes	Dia de Vênus
Sábado	Saturday		Dia de Saturno

O fato é que a repetição de ideias e conceitos molda a forma de ver o mundo assim como o modo como nos relacionamos com ele, seja ele mais terreno, espiritual ou simbólico. Além disso, a língua de um país pode reforçar ou enfraquecer aspectos e comportamentos humanos.

Entre os mantras coletivos, identificamos alguns com facilidade: "La vida es lucha", dos argentinos; o "Viva la revolución", entre os nicaraguenses, o "Dolce far niente" dos italianos, "Time is money", dos americanos e a lei do Gerson ou "Gosto de levar vantagem em tudo" que, curiosamente, ainda prospera no Brasil.

Nascido na Argentina, o renascedor Ronald Fuchs conviveu por muitos anos com o mantra de que a vida é uma luta, uma crença que – segundo ele – se reflete não só nos indivíduos, mas também na política, nas empresas e nos relacionamentos. Através de um trabalho consistente de autoconhecimento, ele identificou sua postura de atrito com as situações e pessoas que se apresentavam em sua vida e resolveu mudar. Aos poucos, a dinâmica de luta, enfim, está saindo de seu roteiro.

"É um trabalho de uma existência inteira", diz.

A mentira coletiva é uma programação que diz respeito aos aspectos que temos a trabalhar, e que pode ser transmutada a partir de nossas escolhas individuais e coletivas. Na avaliação de Fuchs, a crença brasileira de "levar vantagem em tudo", por exemplo, está ligada à corrupção e à escravidão.

"Os dois temas estão intimamente relacionados ao abuso: estou numa posição de poder, então eu posso fazer tudo. Porque eu sou poderoso... Provavelmente há uma dinâmica de abuso a ser trabalhada aqui no Brasil e que no momento presente está aflorando com mais força".

A prova de que é possível fazer diferente está em outras culturas. No distante Butão, o teor dos "mantras" que povoam as mentes dos moradores é de natureza diversa. Neste país, localizado nas montanhas do Himalaia, os pensamentos dominantes se referem à "Felicidade Interna Bruta", *"que não é uma lei escrita, mas um ideal que norteia as decisões do governo nos últimos 30 anos"*. (COZER, 2006; LEME, 2012).

A mesma disposição permeia as mentes na Dinamarca. Lá, "Confiança em si e no outro" é o mantra dominante, considerado o mais feliz do mundo, segundo a ONU. Essa certeza é tão presente que cerca de 70% da população acha que desconhecidos são dignos de confiança (bem distante dos 7% reconhecidos no Brasil) e 94% acredita que o próprio indivíduo pode melhorar a sua vida. Com crenças bem menos positivas, o Brasil figura na 24ª colocação entre os 156 países no ranking da Felicidade (PREVIDELLI, 2013).

A Essência dos Mantras Cotidianos

EU SOU
AQUILO QUE TENHO **O QUE FAÇO** *FAZER MAIS E MELHOR* AQUILO QUE OS OUTROS PENSAM A MEU RESPEITO **SOU DISTINTO DOS OUTROS** ESTOU SEPARADO DO QUE FALTA EM MINHA VIDA...

Os "mantras" dominantes são criados no momento do nascimento e se estendem por toda a vida, sendo boa parte dos conteúdos veiculados pela família, entorno e mídia (imprensa) ligados ao ego ou à ambição. São as mensagens do amanhecer da vida e que devem ser mudadas ao entardecer, conforme Wayne Dyer (2012).

Um exemplo é a orientação subliminar *"Eu sou aquilo que tenho"*, que surge muito cedo e se cristaliza como memória celular. Essa mentalidade de acúmulo começa com os brinquedos e cresce ao ponto de fazer com que o sucesso seja medido pela quantidade e tamanho dos brinquedos acumulados na idade adulta. A perda dos mesmos, em alguns casos, pode culminar em depressão e suicídio.

Outra afirmação de profundo impacto na formação, segundo Dyer, é *"Eu sou o que faço"*, que começa no engatinhar e se estende durante a vida, reforçando a noção equivocada de que é importante sempre *"Fazer mais e melhor"*! Da mesma forma, a expressão *"Eu sou aquilo que os outros pensam a meu respeito"* pode condicionar nosso valor à opinião alheia e ao nos afastar do próprio ideal de perfeição, inviabiliza qualquer relacionamento harmonioso e de iguais.

"Sou distinto de todos os outros", um "mantra" que promove a separação, também é recorrente e abre espaço para outro equívoco: *"Estou separado daquilo que falta em minha vida"*. Esta afirmação decorre da falta de fidelidade ao próprio poder e ao fluxo divino da vida. Desconectados, passamos a nos ligar ao que falta – ou seja, às carências de amor, saúde e prosperidade.

A tentativa – quase sempre bem-sucedida – de afastamento da Fonte Original decorre do desejo de comando do ego, que se traduz em afirmações que retratam o divino como distante e temperamental ou estruturam o Universo sob um conceito devedor, em que a pessoa está sempre descontente e cobrando algo de alguém (DYER, 2012).

Somente quando escapamos ao domínio da personalidade egoica ou autocentrada, conseguimos enxergar o fluxo da vida em sua perfeição, com seus sucessivos aprendizados e possibilidades de nos reinventarmos e manifestarmos nossa essência, construindo no ritmo adequado relações mais saudáveis.

Quando a consciência está desperta, floresce o "mantra" *"Simplesmente Ser"*, um convite à autenticidade, e à vida em aceitação e amor. Um retorno ao Ser.

Tipos de Mantras

MANTRAS FAMILIARES

OHOMEMDOMINAAMULHER***NÃODÁPARASERFELIZSEMO OUTROPRECISOSOBREVIVERÉNORMALCOMPETIR*** PRECISOSALVAROMUNDO*EUTENHOMEDO*POBREDEMIM **DESAJEITADA**

A infância é o momento em que os mantras são absorvidos de forma mais profunda. Frequentemente estes primeiros decretos se originam dos pais ou de quem os substitua, os maiores formadores da autoestima, do desenvolvimento cognitivo e da personalidade. É função deles transmitir os valores que nortearão a vida desse futuro adulto e, principalmente, lembrá-lo de sua essência amorosa.

"As crianças vivem em conexão direta com a sua própria Divindade e têm uma tendência natural para encontrar respostas ao se conectar com a Fonte, mas também aprendem por imitação e atuam como espelhos de problemas inconscientes de seus pais e das pessoas que vivem ao seu redor", afirma Leonard Orr (2014), criador da terapia do Renascimento.

Segundo o catedrático alemão Heinz Buddemeier (2010), no primeiro setênio (de zero a sete anos), as impressões que uma criança recebe têm consequências como em nenhuma outra fase da vida.

"A criança pequena vai ao encontro do mundo aberta e desprotegida. Tudo o que a defronta (impressões sensoriais, disposições anímicas e convicções morais do meio ambiente) é absorvido tão profundamente por ela que essas impressões compartilham da formação dos órgãos corporais. Um ambiente harmônico, amoroso, estimula órgãos sadios, que, além disso, anseiam reproduzir algo similar".

Frequentemente, os pais reproduzem padrões familiares e culturais de forma inconsciente, sem questionar se os conteúdos se adaptam à realidade presente e se ajudam a construir um ser humano e uma sociedade pacífica e saudável.

"Frente à fé infantil, grande número de pais sofre uma inflação do ego – se sente muito maior do que é – "banca" o professor o tempo inteiro, passando para o petiz toda sorte de tolices como se fossem verdades sagradas (assim a criança as recebe), conselhos cheios de contradições, falas que nada tem a ver com o procedimento real, descrições de mundo ignorantes, inconsequentes, contrárias à percepção mais simples" (GAIARSA, 1986).

Além de despertar virtudes, as falas dos pais, carregadas de emoção e autoridade, muitas vezes desmerecem características da criança ou definem modelos rígidos, podando dons, espontaneidade e criatividade. Em algumas famílias, são recorrentes frases nada edificantes, como: *"Você é muito desajeitado"*, *"Menino não chora"*, *"Bateu, levou"*, etc.

"Muito da educação consiste em aprender a negar tudo o que a maioria diz que não existe (ou comporta-se como se não existisse). Sexo, por exemplo, ou agressão em família, inveja, despeito, ressentimento, injustiça, frustração afetiva, opressão, exploração, intimidação..." (GAIARSA, 1986).

De forma inconsciente, a criança interioriza os "mantras" dos pais, que – junto a suas experiências de vida – se convertem em diálogo interno, nem sempre positivo, aprendendo assim a conviver com a incoerência.

As origens do sofrimento ocorrem, com frequência, por choque de valores e se referem a momentos de humilhação, exclusão, abandono, rejeição, que geram mecanismos de defesa, que inviabilizam a construção de uma vida harmoniosa e saudável.

A estabilidade emocional e a confiança em qualquer adulto dependem da saúde da relação afetiva com seus pais, e se as necessidades de proximidade física, amor e respeito foram atendidas. Com frequência, as privações na infância se convertem em "mantras" de vitimização e, no adulto, podem criar um trauma associado à memória de abandono.

Quando a criança se sente rejeitada ou abandonada, cria decretos como: *"Não mereço receber amor"* ou *"O amor não é duradouro"*, *"Minha presença cria separação"* etc. As memórias de abandono podem ser geradas tanto em circunstâncias de ausência física como emocional dos pais ou das pessoas que os substituem. Afirmações repetitivas sobre desamor e vitimização também são geradas a partir das manifestações de raiva dos pais.

"Quando cresce, estas conclusões negativas lhe impedem de desenvolver uma autoestima forte, construir relações harmoniosas e atrair circunstâncias favoráveis a sua vida", afirma Van Laere (2016). Estes "decretos" são acionados em circunstâncias que a pessoa interpreta como similares à experiência vivida na infância e vêm acompanhados do medo da repetição da experiência original. Neste contexto, qualquer mudança passa a ser encarada como uma ameaça à identidade.

Há ainda a perpetuação de modelos de conduta ultrapassados. Em geral, ensina-se às meninas serem submissas, e aos meninos, agressivos. Passa a ser normal e desejável a relação de co-dependência, onde um assume o papel de salvador e o outro, de resgatado. Brinquedos, filmes e contos reforçam estes estereótipos. Assim, a princesa nos contos de fadas é jovem, bonita e está à espera do príncipe, heroico e rico. Casar é o único caminho!

A identidade de gênero é um desafio a ser enfrentado. A discriminação do feminino, incutida na criança desde a infância, pode ser encontrada na gramática e nas expressões de diferentes línguas. No Brasil, como em outros países, a escola ensina que o masculino deve ser usado genericamente para ambos os sexos, e que a concordância é sempre com o masculino, mesmo que minoritário ou implícito.

Álvaro García Meseguer, escritor, professor e investigador do CSIC – Consejo Superior de Investigaciones Científicas, em um levantamento sobre o sexismo linguístico, identificou os idiomas que apresentam maior discriminação contra a mulher, saindo do 1% do finlandês até os 90% do árabe, passando pelo sueco (8%), inglês (15%), alemão (30%), russo (35%), francês (40%), catalão (70%), italiano (75%) e espanhol (80%) (MESEGUER, 1994).

Também não há princesas gordas, exceto a do desenho "Shrek", que decide ser uma ogra para se adaptar ao marido. Novamente, submissão ao modelo masculino. Ao reforçar o modelo familiar patriarcal, onde as relações são de dominação-submissão, reduzimos as possibilidades de cooperação e de relações equilibradas e amorosas.

Na escola, outros "mantras" reforçam aspectos como competitividade e medo. O processo educacional ensina a ser competitivo, a sobreviver a um ambiente dominado pela crença da escassez e esquece de mostrar como gerenciar emoções, desenvolver potenciais ou descobrir o propósito de nossas vidas.

No segundo período de vida da criança (dos 7 aos 14 anos), ela ainda assimila intensamente o mundo através dos sentidos e do imaginário, sem saber se distinguir dele. A criança não se interessa por fatores externos e deseja ter ao seu lado uma pessoa de confiança que a oriente. Neste período, segundo a antroposofia, ela está especialmente predisposta a desenvolver o senso para a beleza e a religiosidade.

Talvez por conta desta abertura ao sagrado, costuma ser nesta fase que a criança desenvolve a Síndrome do Salvador, uma das origens da escolha por profissões ligadas à saúde (ORR; VAN LAERE, 2014). Um dos pais ou parente próximo desempenha o papel de vítima e a criança se sente responsável por sua saúde ou felicidade. Na fase adulta isso se converte em um comportamento compulsivo: a pessoa precisa "salvar" os outros para se sentir bem e costuma atrair parceiros com o mantra/padrão de vítima.

O impacto das afirmações ou decretos dos pais sobre a personalidade dos filhos é curiosamente descrito no livro "A profecia Celestina" (REDFIELD, 2009). Segundo o autor, as atitudes dos pais geram "dramas de controle" nos filhos, mecanismos para chamar a atenção dos outros e, assim, obter mais domínio e "energia".

Assim, um princípio pai/mãe interrogador gera uma personalidade reservada, avessa às críticas dos outros e com tendência à complacência. Já um pai/mãe intimidador cria uma vítima, que tenta reduzir a pressão gerando culpa no agressor e pode se tornar intimidador, caso isso não funcione. Por sua vez, pais distantes geram um filho questionador.

Há de se levar em conta, é claro, a dificuldade dos pais em ser um "bom exemplo" em tempo integral, às vezes com desafios emocionais ou materiais. Para Buddemeier (2007), *"Quanto maiores os problemas que surgem por circunstâncias externas e necessidades internas, mais importante é explorar, no próprio íntimo, fontes que revigorem a vida anímica (espiritual) para que ela possa afirmar-se ante as diversas dificuldades"*.

Segundo o acadêmico, a principal questão sobre a qual pensar diz respeito à falta de uma cultura sustentadora da alma, menos materialista.

MANTRAS DOS AMIGOS
BLÁ BLÁ BLÁ *BLÁBLÁBLÁBLÁBLÁBLÁ* **BLÁ BLÁ BLÁ** BLÁBLÁBLÁ **BLÁBLÁBLÁ** BLÁ BLÁ BLÁ BLÁBLÁBLÁ *BLÁ BLÁ BLÁ* **BLÁ BLÁ BLÁ**

Na adolescência, que marca o afastamento do modelo dos pais e a contestação de suas verdades, o maior poder difusor de "mantras" é concentrado em amigos. Conversas telefônicas, presenciais, em redes sociais ou via *WhatsApp* se tornam espaços para compartilhamento de conhecimentos, afetos e crenças; para difundir mantras pró ou contra a saúde, o amor e a prosperidade.

Muitas vezes, essas comunicações se convertem no hábito de falar mal do outro e de sua própria vida. Nos dois casos, expressar emoções negativas mantém a pessoa em estado negativo. Expressa de forma sistemática, esta postura reforça as conexões ou sinapses do cérebro ligadas a conteúdos e comportamentos negativos. Ou seja, quando o drama humano é relatado ou ouvido várias e várias vezes, estamos reforçando circuitos neurais que levam a certo entendimento negativo da vida.

É também na adolescência que o jovem desenvolve interesse pela justiça e amor social, segundo a Antroposofia. Do mesmo modo que nos dois primeiros setênios a criança deve vivenciar as ideias de que o mundo é bom e que o mundo é belo, o interesse agora deve ser direcionado a vivências que estimulem no jovem a ideia de que o mundo porta verdade ou de que o mundo é verdadeiro.

Seria interessante, portanto, estar cercado por pessoas engajadas em algum ideal e que pudessem transmitir mensagens que reforcem a ideia de que é bom estar no mundo e que o trabalho traz sim resultados materiais, mas muito além disso, alegria e sentido para a existência.

Segundo Buddemeier (2010), a maneira como os adultos se posicionam e os motivos subjacentes (ocultos) às suas ações são de importância decisiva para os jovens, hoje reféns dos "mantras" egoicos e violentos disseminados pelo mundo virtual e, em particular, pelos jogos eletrônicos. Uma postura bem diversa do passado, quando a literatura era mais prestigiada e a conduta dos jovens inspirada por frases filosóficas pacíficas como *"Ser ou não ser, eis a questão"*, de William Shakespeare, ou *"Seja a mudança que você quer ver no mundo"*, de Mahatma Gandhi.

Vale destacar que o significado e o poder dos "mantras" são particulares a cada um. Dependem de nosso repertório de vida, das "verdades" interiorizadas e do contexto emocional pessoal. Fundamentalmente o conteúdo expresso precisa reverberar no interior da pessoa, o que dependerá da qualidade de seu caráter e do estado evolutivo de sua consciência. A educação deve proporcionar oportunidades para que estas qualidades floresçam e que cada um em seu tempo possa se emancipar e transcender os limites de sua própria formação.

MANTRAS DE DOENÇA, MORTE E RELIGIÃO
EU TENHO MEDO
EU TENHO CÂNCER **EU ESTOU COM UMA CRISE DE ASMA NO MOMENTO** A VIDA ESPIRITUAL EXIGE SACRIFÍCIO *DINHEIRO E ESPIRITUALIDADE NÃO COMBINAM* DEUS ESTÁ VENDO

A doença é uma preocupação que costuma surgir principalmente na fase adulta e, com ela, os conteúdos negativos que, repetidos de forma inconsciente, cristalizam esta realidade. Além da frequência, a estrutura da linguagem usada em qualquer frase determina sua conotação e força.

Um diagnóstico médico pode se transformar em "mantra", levar ao agravamento da enfermidade e mesmo acelerar o processo de morte. Quantas vezes ouvimos uma pessoa acometida com alguma doença afirmar *"Eu sou asmático"* ou *"Eu tenho câncer"*, frases impositivas que reforçam o conteúdo informado. Note que o emissor se apropria da doença e já determina sua propriedade e continuidade.

Seria mais saudável pensar a mesma informação com um "mantra" que deixasse aberta a possibilidade de mudança como, por exemplo, *Eu estou com uma crise de asma, no momento"* ou *"Eu estou me tratando de um câncer".* Na medida do possível, evitar se apropriar da doença como algo que possui, o que facilita o processo de restauração da saúde.

Outro "mantra" compulsivo e paralisante surge do estado crônico de ansiedade que domina boa parte da população, sempre em busca de "algo", em decorrência da falta de sentido de suas vidas. Nesse caso, a pessoa é dominada pelas palavras "E se", que colocam a vida no condicional e no futuro, diminuindo em importância as experiências vivenciadas no presente.

É também comum propagarmos, impensadamente, "mantras" que reforçam o medo de adoecer, nos aproximando ainda mais do contexto da enfermidade, assim como aqueles que potencializam o medo de morrer. Afirmações decorrentes da ansiedade subconsciente da morte, resultado da soma dos pensamentos e hábitos negativos herdados da família, da cultura e do ambiente.

Distantes dos efeitos salutares dos antigos contos e rituais, existe hoje maior dificuldade na compreensão da morte e do morrer. Esquecemos que morrer é parte inerente e inseparável de viver. Frases recorrentes do tipo *"Tenho problemas no coração como meu pai"* ou *"Sofro de depressão como minha avó"* ou *"Estou quase morrendo"* podem ser reformuladas em favor de uma gramática salutogênica.

A forma como acreditamos que as coisas são – a influência do observador – é uma determinante pouco conhecida e explorada de alcance terapêutico profundamente transformador. Em vários trechos dos evangelhos se pode encontrar passagens em que a fé dos personagens transformou a experiência que eles passavam. E, crendo, assim será...

A releitura de "Verdades Equivocadas" é essencial no sentido de impedir que legados familiares se repitam na forma de doenças e morte. A predisposição genética a determinada doença não significa absolutamente que ela se manifestará, significa apenas uma oportunidade de ouro para a mudança de hábitos, no sentido de não repetir os hábitos do familiar acometido.

Curiosamente, a tendência das pessoas é reproduzir o conhecido ou presenciado. Prova disso é que a maioria das pessoas morre com a mesma idade ou pelas mesmas causas que seus pais ou avós do mesmo sexo, segundo as companhias de seguro. A palavra chave aqui é: "Mudança de Hábito".

Heranças genéticas sobre as quais – hoje sabemos cientificamente – podemos atuar, por meio da adoção de padrões mais saudáveis de pensar, falar e agir, que criam oportunidades mais favoráveis à vida. Na própria medicina existe uma dicotomia, caracterizada por uma prática médica que se baseia no medo e na doença (Medicina da Doença) e outra baseada na coerência e na saúde (Medicina da Saúde).

O fato de hoje vivermos uma verdadeira epidemia baseada no medo, decorre do desconhecimento da importância de nossa forma de viver como determinante do processo de adoecimento. É nas escolas, e nos "mantras" lá ensinados, que se deve iniciar a saúde, e na construção do caráter que suas bases se instalam. Conforme o dito popular: *"Dinheiro perdido, nada perdido; Saúde perdida, muito perdido; Caráter perdido, tudo perdido"*.

Na fase adulta, prosperam ainda "mantras" ligados à religião, que se transformam em fatores limitantes à vida. São raras as pessoas que não identificam em seu diálogo interno frases ligadas a sentimentos de culpa, estando ou não de acordo com a educação religiosa recebida. Algumas formações religiosas criam modelos rígidos de conduta baseados no medo e na culpa, absorvidos desde muito cedo. Ao alcançar a idade adulta, qualquer desvio de orientação nos "decretos" interiorizados pode gerar sofrimentos mentais extremos e até mesmo autopunições físicas, além de promover a constante repetição de frases com teor negativo.

É comum reafirmar oral ou mentalmente afirmações como *"A vida espiritual exige sacrifício"* ou *"Dinheiro e espiritualidade não combinam"* ou *"Deus me abandonou"*. Ou ainda palavras de ordem que reforçam o temor a um Deus vingativo como *"Deus castiga"* ou *"Deus está vendo"*, ignorando que a natureza de Deus é amor. Em outros casos, o temor a Deus é emprestado a favor de uma classe determinada como: *"Deus ajuda quem cedo madruga"*, que cria uma premiação divina aos que se comportam.

Antes de escolher a via do sofrimento, mais saudável pode ser a compaixão consigo mesmo, lembrando que situações conflitantes se apresentam para que haja aprendizado em seu devido tempo. Exercitar a bem mais saudável "autorresponsabilidade" é melhor e bem diferente de "vestir" a culpa, pois a culpa imobiliza enquanto a responsabilidade transforma.

Mantras de doença, morte e religião podem ser usados de forma terapêutica ou para cristalizar um entendimento negativo da vida, novamente um processo de escolha individual e consciente. A boa decisão é aquela que pacifica, pois nos aproxima de nossa essência – independente do que um passado dogmático possa ter causado. O novo pode a princípio causar estranheza, mas o poder de emancipação que possui certamente compensa a escolha.

MANTRAS DA PROPAGANDA
TER TER TER
CONSUMIR *SER BONITA E DESEJADA* SER MAGRO E MUSCULOSO *ESTAR NA MODA* FAZER MUITO SEXO **DINHEIRO**

A propaganda – com sua linguagem peculiar, eventualmente subliminar – também forja muitos "mantras" nas mentes desavisadas e mesmo nas que têm alguma autoconsciência. É comum imagens e conteúdos reforçando o consumismo além da já discutida condição de superioridade do homem sobre a mulher.

As mensagens da propaganda incentivam o culto excessivo ao corpo e ao sexo, atingindo principalmente os adolescentes em formação. Assim, jovens do mundo todo almejam modelos de aparência ditados pelo gosto masculino e muitas vezes se submetem a regimes ou cirurgias, para se enquadrar na ditadura da numeração 34 e 36. No universo masculino, sedução, sexo, poder e consumo são os mantras.

Em ambos os casos, o valor pessoal é confundido com a quantidade de olhares de aprovação ou de desejo que recebemos, e a liberdade, com a posse de bens materiais. A mesma orientação é reforçada dentro das famílias, entre amigos e na sociedade em geral, onde o mantra "Ter" se sobrepõe ao "Ser".

Em seu livro "Propaganda", Edward Bernays (2004) alerta: *"A manipulação consciente e inteligente dos hábitos e opiniões organizadas das massas é um elemento de importância na sociedade democrática. Quem manipula este mecanismo oculto da sociedade constitui o governo invisível que detém o verdadeiro poder que rege o destino de nosso país. Quem nos governa, molda nossas mentes, define nossos gostos e sugere nossas ideias são, em grande parte, pessoas de quem nunca ouvimos falar".*

E quem são esses gênios desconhecidos que ditam "mantras" e governam mentes? Na década de 1920, o próprio Bernays, conhecido como o pai das relações públicas, foi um deles, inserindo o hábito de fumar entre as mulheres e "vendendo" aos americanos a ideia de que a Primeira Guerra Mundial era a única forma de *"tornar o mundo seguro para a democracia"*. Não é por acaso que os investimentos publicitários em mídia somaram R$ 60,1 bilhões no primeiro semestre de 2015, segundo o relatório do Ibope Media.

Na obra "Filosofia Perene", Aldous Huxley retrata o século XX como "A Idade do Ruído", e afirma que a propaganda entorpece a consciência, direcionando o indivíduo rumo ao Ter:

"O século XX é, entre outras coisas, a idade do Ruído. Ruído físico, ruído mental e ruído do desejo – temos o recorde histórico de todos eles. E não é de espantar; pois todos os recursos de nossa tecnologia quase milagrosa foram lançados na ofensiva atual contra o silêncio. Falada ou impressa, emitida no éter ou em polpa de madeira, toda publicidade só tem um propósito – impedir que a vontade consiga o silêncio. A propaganda é o esforço organizado de ampliar e intensificar o desejo – ampliar e intensificar, isto é, as ações dessa força, que (como todos os santos e mestres de todas as religiões sempre ensinaram) é a causa principal da aflição e da conduta errada, e o maior obstáculo entre a alma humana e sua Base divina".

MANTRAS DA MÚSICA
VIBRAR
DANÇAR *TRANSCENDER* **TER RAIVA** TRAIR *OSTENTAR*
EXPANDIR MUDAR OBEDECER **TRANSAR** SER FELIZ

O filósofo chinês Confúcio afirmava que: *"A educação do homem deve começar pela poesia, ser fortificada pela conduta justa e consumar-se na música".* Isso porque a música é uma linguagem vibracional que movimenta e integra conteúdos internos, atuando como difusora de "mantras".

Seus acordes e letras são a manifestação das linhas de força puras, que "desenham" as emoções em que compositor e musicista se acham imersos. Ela é processada no cérebro, especificamente no tálamo, que a relaciona às emoções, sensações e sentimentos antes de ser submetida às regiões cerebrais responsáveis pela razão e compreensão intelectual.

À semelhança das redes neuronais relevantes para a linguagem, domínio espacial e numérico, existem redes específicas para o processamento musical. Emoções são consistentemente provocadas pela ativação de áreas cerebrais envolvidas no processamento auditivo, inclusive por estímulos musicais.

As experiências musicais são pessoais e, muitas vezes, de difícil descrição. Isso porque cada ser possui um universo emocional interior único, cuja central de organização, no sistema nervoso central, começa no sistema límbico. Como uma onda de rádio, as vibrações da música percorrem nosso campo áurico e, em seguida, atingem nossas células e as dimensões mental, emocional e espiritual. Existe uma grande complexidade na resposta do sistema nervoso central durante a escuta musical, intrinsecamente ligada à bagagem pessoal genética e cultural. Há descrita uma situação conhecida como "orgasmo" musical, que se relaciona com a liberação do hormônio "ocitocina". Estas emoções intensas e prazerosas podem ser despertadas em uma escuta musical que eventualmente também pode despertar sensações de tristeza e pranto, conforme demonstrado em estudos com ressonância magnética funcional (ZATORRE, 2001).

Todo este poder transformador não passou despercebido nos diferentes momentos da história humana, quando intenções conscientes foram agregadas à música. Tambores e trombetas, por exemplo, nos fazem "aterrar" e eram usados para controlar ou motivar soldados em campos de batalha. O compositor russo Tchaikovsky compôs a "Abertura 1812" para celebrar a resistência das tropas russas à invasão napoleônica, incluindo em sua partitura 16 tiros de canhão entre os instrumentos (BUARQUE 2009).

Durante a Primeira Guerra Mundial, a canção "Over There", premiada pelo Presidente Roosevelt, incentivou o alistamento de muitos jovens e, na Segunda Guerra Mundial, a música "Lili Marlene" se transformou em um hit para ambos os lados repetindo mensagens ligadas à separação, perda e incerteza quanto ao futuro (PRONIN, 2014).

Na Guerra do Iraque, a "Cavalgada das Valquírias", de Richard Wagner, foi usada como trilha sonora na invasão inicial em 2003, imitando uma cena do filme "Apocalypse Now", onde um regimento de helicópteros iniciava uma incursão ao Vietnã ao som da música do compositor alemão (BUARQUE, 2009).

Por conta do poder arrebatador da música, o rock se tornou um dos ritmos mais controversos, gerando "mantras" que nortearam condutas de gerações de jovens. Originado nas favelas norte-americanas na década de 40, o nome do gênero, "Rock n' Roll", deriva de uma gíria americana usada para descrever o ato sexual. Em diferentes fases, o ritmo abordou temas polêmicos ligados à sexualidade, ao uso de drogas, à violência e à religião.

Ritmos como *funk* e *hip hop*, de natureza melódica mais explosiva, também fazem uso constante de conteúdos ligados à desarmonia e violência. A música "Bonde dos Guerreiros", por exemplo, *incita à violência contra a polícia brasileira e é um dos vários exemplos de músicas que existem para exaltar as facções criminosas no Brasil. São cantadas em bailes de funk nas favelas no Rio de Janeiro e São Paulo"* (Diário de Notícias Globo, 2009).

A música pertence à categoria "Funk Proibidão", criada na década de 1990 para expressar a insatisfação de parte da sociedade, assim como aspectos da realidade nas favelas do Rio de Janeiro, como a violência e o tráfico de drogas.

Com finalidade semelhante surge, em 2008, o ritmo musical "Funk Ostentação", em São Paulo, pregando o consumismo, ostentação e vícios.

O estado da cultura atual pode ser observado a partir da música, especialmente quando da disseminação de conteúdos vulgares, como demonstra o crescente interesse pelo gênero "Sertanejo Universitário", dominado por letras que remetem sistematicamente a situações dolorosas ou comportamentos desajustados, com ritmo animado em tom vocal de sofrimento.

Em termos de música internacional, a cantora norte-americana Beyoncé é um exemplo de fonte de "mantras" desafiadores. Em um programa na TV americana, o apresentador *Bill O'Reilly* chegou a apontar a cantora como uma das artistas que incitam verbalmente a prática do sexo, através de videoclipes e de letras, como a da música "Partition", em que ela diz literalmente *"Você gosta de sexo? Sexo quer dizer atividade física, coito"*. Outros impropérios, como *"Curvem-se vadias"* e inclusive palavrões se transformam em refrãos nas músicas *"Run the world"* e *"Bow Down – I been on"*.

Considerando a relação de idolatria que parte dos jovens tem com a cantora, é fácil perceber a influência de suas músicas no estímulo a comportamentos ligados à sexualidade e ao masculino insano. Diante disso, vale pensar sobre a importância de trazer consciência ao hábito de ouvir música e de selecionar com critério o que permitimos que entre pelos nossos ouvidos e adentre nosso campo emocional e mental.

Usos Curativos da Música

Mas há outros usos para a música...

Como se vê, as músicas são importantes ferramentas para elevar nossa vibração e vitalidade, despertar emoções esquecidas, consolidar processos de cura e fixar novos conteúdos e comportamentos. A escolha das melodias e das letras é fundamental para criar ambientes favoráveis ao alcance de metas de vida saudáveis e prazerosas.

Estruturadas de forma mântrica, elas remetem os ouvintes ao estado de espírito de seus compositores e, algumas vezes mais que isso. Villa Lobos, Vivaldi, Bach, Wagner, Mozart e Beethoven passaram à eternidade pela capacidade de levar seus ouvintes a estados de êxtase e expansão de consciência por sua harmonia e beleza.

Recentemente, em pesquisa do Programa de Oncobiologia da UFRJ, se demonstrou ser possível matar células cancerígenas com a exposição diária a meia hora do primeiro movimento da "Quinta Sinfonia" de Ludwig van Beethoven. De acordo com os testes realizados em laboratório, uma a cada cinco células de câncer de mama morreu, em experiência que abre nova frente no tratamento da doença, por meio de timbres e frequências (GRANDELE, 2016).

Inúmeras pesquisas mostram o efeito da música na diminuição de dores em pós-operatórios de neurocirurgia e ortopedia, além de servir de atenuante em situações de depressão, estresse e ansiedade, caracterizando assim o espaço da musicoterapia na promoção e harmonização da saúde. A base para estes estudos está na interação do campo emocional do paciente com o estímulo musical, cujo ponto de encontro ocorre no sistema límbico (ZATORRE, 2001).

Na realidade, o sistema límbico funciona como um centro de mediação entre o sistema nervoso central (SNC), o sistema imunológico (SI) e o sistema endócrino (SE). Sob o ponto de vista neurofisiológico, fica evidente a íntima relação entre a música, o universo emocional do paciente e o potencial que a mesma promete na perspectiva de uma medicina promotora de saúde e de baixo custo.

Entoar mantras religiosos pode ser alternativa terapêutica, por exemplo. As vibrações energéticas produzidas pela repetição dos sons sagrados tranquilizam a mente e acalmam o coração, gerando profundo bem-estar emocional e elevação da consciência, além de ser meio de comunicação com o plano espiritual. Os mantras orientais mais entoados no mundo são *"Om mani padme hum"* (que significa *"da lama nasce a flor de lótus"*) e o *"Gayatri"*. Entre os cristãos, os mais frequentes são as orações *"Ave-Maria"* e *"Pai-Nosso"* e, pelos judeus, as expressões *"Shalom"* e *"Mazeltov"*.

As músicas despertam percepções e podem ser curativas. O "Bolero", a obra mais famosa de Maurice Ravel, por exemplo, nos recorda a natureza cíclica da vida, com sua melodia uniforme, repetitiva, mas sempre crescente. Efeitos similares são alcançados com músicas populares como a norte-americana "Happy". Ao reafirmar o "mantra" "Por que eu sou feliz", incita uma visão otimista da vida e a busca pela superação. O segredo é descobrir a forma de usar sempre a música a nosso favor.

As possibilidades curativas da música são inúmeras. O texto "Canção dos Homens", da poetisa Tolba Phanem, ilustra como a música pode ser usada para marcar momentos importantes da vida, ajudando a corrigir trajetórias e nos tornar conscientes da verdadeira essência amorosa, em momentos que o discernimento nos falta. Uma lição de sabedoria da África e que – de forma simbólica – pode ser aplicada no cotidiano...

Quando uma mulher, de certa tribo da África,
sabe que está grávida, segue para a selva com outras mulheres
e, juntas, rezam e meditam até que aparece a "canção da criança.
Quando nasce a criança, a comunidade se junta
e lhe cantam a sua canção.

Logo, quando a criança começa sua educação,
o povo se junta e lhe cantam sua canção.
Quando se torna adulto, a gente se junta novamente e canta.
Quando chega o momento do seu casamento a pessoa escuta a sua canção.

Finalmente, quando sua alma está para ir-se deste mundo,
a família e amigos aproximam-se e,
igual como em seu nascimento,
cantam a sua canção para acompanhá-lo na "viagem.

Nesta tribo da África, há outra ocasião na qual os homens cantam a canção.
Se em algum momento da vida a pessoa comete um crime
ou um ato social aberrante, a levam até o centro do povoado
e a gente da comunidade forma um círculo ao seu redor.
Então lhe cantam a sua canção.

A tribo reconhece que a correção para as condutas
antissociais não é o castigo;
é o amor e a lembrança de sua verdadeira identidade.
Quando reconhecemos nossa própria canção
já não temos desejos nem necessidade de prejudicar ninguém.

Teus amigos conhecem a "tua canção
e a cantam quando a esqueces.
Aqueles que te amam não podem ser enganados pelos erros que cometes
ou as escuras
imagens que mostras aos demais.

Eles recordam tua beleza quando te sentes feio;
tua totalidade quando estás quebrado;
tua inocência quando te sentes culpado
e teu propósito quando estás confuso.

(Siviero, A. 2012)

O Universo da Comunicação

Os conteúdos recorrentes que herdamos dos ancestrais e do entorno são amplificados através dos meios de comunicação, que têm um poder incalculável na criação de crenças e comportamentos. Atualmente, a indústria de Comunicação agrega mais de 144,7 mil empresas de atividades diversas e complementares, desde a produção e venda de livros, publicidade, fotografia até os canais da imprensa (ver Figura 1, pág 118).

Nas últimas décadas, o empobrecimento cultural pode ser constatado na maior parte das plataformas, decorrência da simplificação excessiva da linguagem e enredos, sem falar na vulgarização dos conteúdos veiculados. Parte desta mudança resultou da expansão e do imediatismo da Internet e redes sociais, que transformaram o formato da linguagem pelo descompromisso com a gramática vigente. Transformações linguísticas que aos poucos acabam permeando os demais veículos de comunicação.

OS MANTRAS DA LITERATURA
SUPERAÇÃO
CONFLITOS FAMILIARES DESCONTROLE *ROMANCE* **SEXO SAÚDE** AMIZADE Empreender **CORRUPÇÃO** ABANDONO ESPIRITUALIDADE **DINHEIRO** *COMPETITIVIDADE* **CONSTRUIR**

Assim como o idioma, a literatura sempre foi importante difusora de "mantras", ajudando a moldar condutas e a construir um diálogo interno mais ou menos propenso à saúde e à felicidade. Geralmente herdado dos pais, o hábito da leitura ainda é privilégio restrito a uma parcela da população, decorrência de questões financeiras, mas também culturais.

Segundo a pesquisa Retratos da Leitura no Brasil, 4ª edição, realizada pelo Ibope Inteligência, em março de 2016, apenas um em cada 4 brasileiros domina plenamente as habilidades de leitura, escrita e matemática. Apesar disso, estima-se que 104,7 milhões de brasileiros (ou 56% da população acima dos 5 anos de idade) leram pelo menos partes de um livro no primeiro trimestre de 2016. Em 2011, quando foi realizada a edição anterior dessa pesquisa, esse índice era de 50%.

A pesquisa revelou ainda que houve aumento nos índices de leitura per capita. Se em 2011, um brasileiro lia quatro livros por ano, em 2015, o índice chegou a 4,96. Os aumentos – tanto da população leitora quanto dos índices de leitura – foram sentidos nas regiões Sul, Sudeste, Centro-Oeste e Norte. No Nordeste, a população leitora se manteve estável (51% de leitores) e os índices de leitura per capita caíram de 4,3 livros por ano em 2011 para 3,93 em 2015.

Entre os motivos da leitura de livros se destacam o gosto e a busca de atualização cultural ou conhecimento geral. A escolha do livro é mais influenciada por seu tema ou assunto quanto mais escolarizados e adultos são os indivíduos, enquanto aspectos como o título do livro e a capa são mais relevantes para crianças e adolescentes e para os menos escolarizados. Livros religiosos (principalmente a Bíblia) são as obras mais lidas no Brasil (Ibope Inteligência, 2016).

Uma análise da lista dos livros mais vendidos durante sete dias de junho de 2016 mostra que, na preferência dos leitores, se destacam os romances com perfil adolescente, com enredos voltados a questões emocionais, conflitos familiares ou amorosos, superação de situações limite e busca da relação ideal. Em segundo lugar, aparecem livros voltados a temas relacionados à saúde, expansão da consciência e espiritualidade. Outro assunto de interesse é o mundo virtual, que tem agora sua história e personagens transpostos para a plataforma escrita (ver Tabela 2).

Ou seja, independentemente da qualidade textual e da repetição de situações de consumo, desarmonia familiar ou amorosa, os livros mais vendidos oferecem uma abordagem curativa, trazendo em seus enredos um mantra predominante: "Superação" em diferentes âmbitos da vida; a "Violência", tão presente em outros meios, perde espaço entre os favoritos.

OS MANTRAS DA MÍDIA
EU ESTOU SABENDO
CONSUMIR *VIOLÊNCIA* **DOMINAÇÃO. RESIGNACÃO.** DESARMONIA *SUPERAÇÃO* **MUDANÇA** SEXO **DOENTIO** *CORRUPÇÃO* ABANDONO **TRAIÇÃO** AMOR DINHEIRO

O Brasil é considerado um dos países mais midiatizados do mundo, com cerca de 1.330 emissoras de TV, 6003 jornais de circulação periódica e 4.909 emissoras de rádio em todo o País. (Portal Brasil, 2014 e Anuário Brasileiro de Media, 2014 e 2015). É onde a população acredita na mídia, o 5º lugar no ranking da confiança dos brasileiros, após os familiares, Corpo de Bombeiros, Igrejas, Forças Armadas, além de receber mais credibilidade que os Amigos (Ibope Inteligência, 2015).

Baseados na suposta imparcialidade, os veículos oferecem, em formatos e linguagens diferentes, informações de todo tipo, desde consumo rápido, veiculadas pelos meios digitais e rádios, até análises mais profundas, como nos jornais e revistas. O próprio celular se tornou um instrumento de registro e propagação, transformando o indivíduo em um repórter informal do cotidiano, sem que haja qualquer preparo para isso.

É comum que notícias disseminadas por qualquer plataforma pautem as conversas do dia seguinte nas escolas, nos escritórios e por toda parte. Embora os fatos pereçam de um dia para o outro, a forma como são apresentados e sua repetição sistemática afetam nosso pensar e agir.

Muitas vezes são veiculados conteúdos e imagens que reforçam comportamentos ligados à violência, corrupção, competitividade, sexo doentio e desarmonia familiar, sem uma avaliação adequada dos impactos dessa programação sobre a saúde e a integridade das pessoas.

Como outros vínculos, nossa ligação com a mídia se baseia no processo de ressonância que nos liga aos sons, imagens, palavras, conceitos com os quais temos afinidade pessoal. É a sintonia, a reverberação com os nossos conteúdos internos que define os nossos interesses.

"A sociedade da informação, portanto, pode até fazer crer que o mais importante são os seus jornais, televisões e rádios, mas no fundo o que conta é a partilha cotidiana e segmentada de emoções e de pequenos acontecimentos. Mesmo na internet o aspecto interativo predomina sobre o utilitário. De alguma forma, o mais interessante é o grau zero da informação..." (MAFFESOLI, 2013).

Segundo o sociólogo francês Maffesoli, *"o público absorve, do conjunto das informações, aquilo que faz vibrar e estabelece comunidade. A informação é qualificada em função da sua capacidade de gerar proxemia (proximidade). Ou seja, as pessoas querem ver-se, ouvir-se, participar, contar o próprio cotidiano para si mesmas e para aqueles com quem convivem"*.

O leitor se interessa pelo que lhe diz respeito. Por este motivo, são criados cadernos regionais e locais dedicados à cobertura de um evento específico. Numa Olimpíada, cada jornal quer cobrir os feitos do 'herói' local. *"No interior do quadro geral (informação), disseminado por um suporte técnico (jornal, veículo), abrigam-se os imaginários locais"*, relata ele.

Para o alemão Buddemeier (2007), as crianças buscam na mídia a fuga do tédio, uma vez que os programas provocam a mesma excitação que brincar ao ar livre com os amigos. No caso da televisão, o nível de excitação pode ser medido por meio da frequência respiratória, pulso e resistência da pele; *"mas rapidamente se transforma em desinteresse, o que obriga os meios a intensificar as chamadas 'espirais de sensações', levando a uma aceleração permanente e conteúdos cada vez mais extremos, um fenômeno semelhante ao consumo de drogas"*.

Tabela 2: Lista dos livros mais vendidos de 20/06/2016 a 26/06/2016 (geral)

Fonte: http://www.publishnews.com.br

TÍTULO/AUTOR	TEMAS RECORRENTES
Como eu era antes de você – Jojo Moyes	Superação, trabalho como cuidador , doença, descontrole emocional
Depois de você – Jojo Moyes	Superação, morte, acidente, terapia do luto
O diário de Larissa Manoela – Larissa Manoela	Biografia de adolescente famosa, amizade, bullying, sonhos, rotina de atriz, desafios e frustrações
Lava Jato – Vladimir Netto	Corrupção, desvio de dinheiro, justiça, manipulação
A coroa – Kiera Cass	Escolhas, amor, humor
Tá todo mundo mal – Jout Jout	Angústias adolescentes e humor
Herobrine – A lenda - Pac e Mike	Aventura baseada em série disponível no You Tube
Ruah – Padre Marcelo	Espiritualidade e saúde
AuthenticGames – Marco Túlio	História do canal do AuthenticGames , que divulga estratégias sobre Minecraft
De volta ao jogo – Rezendeevil	Aventura, avatar, heroísmo, amizade
Segredos de pai para filho – Reinaldo Morais	Autobiografia, superação, corrupção, empreendedorismo
Guerreiros não nascem prontos – José Luiz Tejon	Autoconhecimento, despertar da consciência, o poder das escolhas, mudança
Orfanato da Srta. Peregrine para crianças peculiares – Ransom Riggs	Tragédia familiar, orfandade, agressividade
O poder da ação – Paulo Vieira	Autoconhecimento, despertar da consciência, o poder das escolha, mudança
Philia – Padre Marcelo	Espiritualidade e saúde
Dois mundos, um herói – Rezendeevil	Aventura no universo do jogo Minecraft, amizade, desafios
Segredos da Bel para meninas – Bel / Fran	Amizade entre mãe e filha, importância de ver a vida com leveza
Ansiedade: Como enfrentar o mal do século – Augusto Cury	Doença, sintomas e consequências da Síndrome do Pensamento Acelerado (SPA), técnicas para ter mais saúde
O diário de Anne Frank – Mirjam Pressler / Otto H. Frank	Biografia, nazismo, guerra, conflitos de adolescente, sexualidade, superação
Todo seu – Sylvia Day	Relacionamento amoroso, idealização do casamento, desafios e dificuldades

Há jovens que fogem de pressões e desapontamentos através dos meios de Comunicação e que acham os jogos eletrônicos mais atrativos porque conseguem se sair bem e ganhar novas habilidades. Há pais, por sua vez, que usam a televisão para sair do cotidiano, da pressão do trabalho, dos conflitos interpessoais, do medo de ameaças e da falta de sentido da vida. *"A dependência da mídia, ou, em outras palavras, a incapacidade para modelar a vida com suas próprias forças, é o verdadeiro problema"*, diz Buddemeier.

Os efeitos do aprendizado via exemplo e conteúdos exibidos são explorados pelos que trabalham com a mídia ou ignorados em nome da audiência, lucro e interesses específicos (ver Figura 2, página 119). Embora uma nova vertente de conteúdos construtivos esteja surgindo, ligados a histórias de superação e alternativas para ser mais próspero, saudável e feliz, o espaço editorial ocupado na imprensa por temas de cunhos negativos ainda equivale ou supera os positivos.

Daí, a importância de se refletir sobre a função e a responsabilidade destes meios, que detêm este poder titânico de influenciar o pensamento e a ação de milhões e milhões de pessoas.

TV: Imagens Sobre Palavras

A televisão é, sem dúvida, a principal fonte de informação e a maior formadora de opinião e comportamentos. Um veículo lúdico, de linguagem fácil, permeada por "mantras" recorrentes e que exige pouco esforço mental – características que podem ser bem aceitas depois de um dia trabalho estressante ou no final de semana sem atividades. Assistir TV pode informar, reformar, conformar, deformar, entreter, ocupar o tempo e, para muitos, parece preencher um espaço de algo que falta.

Este é o ponto: a televisão – como outros meios de Comunicação – não tem caráter negativo em si, mas o uso inconsciente que fazemos dela, sim. E quando fazemos isso, ela perde seu caráter original – artístico, de emancipação – e se torna um escape, um entretenimento. Na ausência de um sentido de vida, o consumo indiscriminado e compulsivo de conteúdos que substituem a realidade por emoções televisivas torna a pessoa imperceptivelmente apática diante do cotidiano. É o amortecimento da consciência!

Segundo a *"Pesquisa Brasileira de Mídia 2015"* (SECOM, 2015), 95% de 18,3 mil brasileiros entrevistados têm o hábito de assistir TV, 73% deles diariamente. Em média, eles passam 4h31 por dia em frente à telinha, de segunda a sexta-feira, e 4h14 nos finais de semana. O tempo de exposição varia de acordo com o gênero, idade e escolaridade: as mulheres ficam mais horas em frente à TV do que os homens, os idosos mais que os jovens, e os que estudaram menos mais que os universitários.

A maior parte das pessoas – 79% – liga a televisão para se informar, 67% também como diversão e entretenimento, 32% para passar o tempo livre e 19% por causa de um programa específico. "Mas não é baixo o percentual de entrevistados que declaram ter esse meio de comunicação como uma companhia (11%)" (SECOM, 2015). Entre os programas mais assistidos, o Jornal Nacional é citado por 35% dos entrevistados pela PMB-2015, o Jornal da Record por 13%, e o Jornal Hoje por 4%.

As novelas têm importante papel na vida das pessoas, fazendo com que fiquem quase incomunicáveis em determinados horários. Em algumas famílias – principalmente as de classe média – a novela restringe os contatos familiares e sociais. Já nas casas de poucos cômodos, funciona como indutora de socialização da população feminina. A TV passa a ser uma organizadora da rotina familiar e fonte de aprendizado tanto social quanto cognitivo, conforme o "Relatório Violência na Mídia – Excessos e Avanços".

Nas quatro principais emissoras brasileiras (G, S, R, B), as novelas representam entre 7% a 21% da programação, enquanto os *reality shows*, versões modernas das novelas, flutuam entre 4% a 7% da grade, como ilustra a Figura 3, na página 120 (Grupo de Media SP, 2016). Novelas e *reality shows* adentram os lares, com linguagens e valores eventualmente diversos daqueles dos moradores, induzindo necessidades, criando hábitos e reforçando comportamentos, frequentemente destrutivos.

Fenômenos de mídia que vão além das novelas como o polêmico "*Big Brother*" se encaixam no desejo de observar o cotidiano e as mazelas do outro como forma de se reconhecer (BUDDEMEIER, 2007). Partilhar imagens e emoções intensas ajuda os integrantes de um grupo ou tribo a construir seus "mantras" individuais e coletivos no grande mosaico da vida. As emissoras começaram a se conscientizar dessa realidade e incluir na programação enredos novos – alguns de caráter religioso ou educativo – que promovem reflexão e impactam de forma positiva os telespectadores.

As transmissões esportivas em geral seguem também na linha da identificação e possuem caráter dúbio: ao mesmo tempo em que inspiram "mantras" ligados à prática de exercício físico e a promover catarse de emoções, por outro lado, hipnotizam os telespectadores, limitam o seu convívio familiar e, às vezes, geram discussões acaloradas. Em função do hábito, alguns programas dominicais – como o Fantástico – chegam a ter caráter ritualístico, anunciando com sua trilha sonora (mantra musical) o término do fim de semana e a retomada ao trabalho. (Ver Figura 3, página 120).

Mesmo os programas que se dedicam a difundir questões relevantes de saúde, não poucas vezes confundem doença com saúde, duas coisas que seguem em direções opostas. Doença tem a ver com hospital, remédio, vacinas e dores. Saúde tem outra direção: está ligada com atitude pessoal, com consciência, com a forma com que a pessoa interage com o mundo e com suas emoções. As pautas muitas vezes focam na doença, com um excesso de imagens e conteúdos relacionados a sofrimento, carência e dificuldade, ampliando a desesperança e o medo de adoecer latente nas pessoas.

Com respeito à cultura televisiva de nosso país, o ex-ministro da educação Renato Janine discorreu com profundidade em seu livro "A sociedade contra o social", onde detalha o modo como até a política brasileira se conduz em larga medida pelas novelas e programas humorísticos.

Esse contexto atípico fica claro no capítulo "O Brasil pela novela", que relembra o fato de que o Real, a "nova" moeda brasileira, foi apresentada em 1994 na novela "Fera Ferida", antes mesmo que se começasse a divulgar oficialmente a mudança da nomeação monetária. Um lançamento surreal, mesmo no país da informalidade.

Aferimos o uso que a televisão faz deste poder transmissivo e de criação de crenças, a partir do levantamento dos conteúdos veiculados nas telas brasileiras a partir da análise dos filmes exibidos nas quatro emissoras de maior audiência na TV aberta, no período de 24 a 30 de abril de 2016. As classificações se basearam no teor das imagens e informações que predominam ao longo do filme, sem se ater à conclusão final. Assim, um filme com muitas cenas ligadas à violência ou drogas foi considerado negativo, independente do desfecho final. Ou seja, foi considerada a quantidade de informação negativa repetida ao longo da projeção.

Tabela 3: Filmes da TV aberta

TÍTULO	TEOR	GÊNERO	TEMA PREDOMINANTE
Querem Acabar Comigo	Positivo	Comédia	Relacionamento
Amanhecer Violento	Negativo	Crimes	Violência, guerra
Nosso Tipo de Mulher	Positivo	Romance	Relacionamento, traição
Premonição 5	Negativo	Drama	Violência, acidente, morte
Desaparecidas	Negativo	Crimes	Violência , sequestro
A Gaiola das Loucas	Positivo	Comédia	Relacionamento, homossexualidade
Rede de Intrigas	Negativo	Crimes	Violência, roubos e trapaças
Só a Verdade Cura	Negativo	Drama	Superação, doença
Infidelidade, Globo	Negativo	Drama	Sedução, traição, relacionamento, violência
Três Ladrões e um Bebê	Positivo	Comédia	Superação, violência, sequestro
A Nova Cinderela: Era uma Vez uma Canção	Positivo	Romance	Relacionamento, maus-tratos, autoritarismo
Homens Brancos Não Sabem Enterrar	Positivo	Comédia	Superação, discriminação, trapaças
Aleluia	Negativo	Crimes	Violência, guerra, superação
Funcionário do Mês	Positivo	Comédia	Relacionamento, competitividade
Vovó Zona 3: Tal Pai, Tal Filho	Positivo	Comédia	Superação, violência
Rápida Vingança	Negativo	Crimes	Violência, assalto

Tabela 4: Filmes da TV aberta

TEOR		GÊNEROS		TEMAS	
Positivo	8	Drama	4	Superação	5
Negativo	8	Crimes	5	Violência	9
Total	16	Romance	2	Sedução	1
Média	50%	Comédia	6	Relacionamento	6
		Total	16	Total	21

Conforme se observa nas Tabelas 3 e 4, dos 16 títulos exibidos, metade deles veiculou conteúdos positivos, ligados a relacionamentos amorosos e histórias de superação, enquanto outros 50% exploraram temáticas de violência e sedução. Ressalte-se aqui a pobreza temática visível nos títulos, um sinal da "imbecilização" subjacente ao propósito de entretenimento, conforme brilhantemente retratado no filme estadunidense "Idiocracia", do diretor Mike Judge.

Note-se ainda que mesmo os títulos classificados como positivos trazem conteúdos negativos (traição, violência, sequestro, maus-tratos, discriminação e autoritarismo). Isso tudo faz pensar sobre o propósito das escolas e da educação, uma vez que, fora desse ambiente, mensagens antagônicas são sustentadamente propagadas, sem qualquer preocupação aparente dos órgãos responsáveis.

Já na programação de um conhecido provedor via *streaming*, a proporção dos filmes de cunho negativo supera os positivos. Foram selecionados para a análise os primeiros 40 filmes listados no ranking dos mais assistidos em 2015, segundo a votação dos usuários. Os critérios de classificação usados foram os mesmos que os empregados na análise da TV aberta.

Um total de 60% dos filmes apresentaram predominantemente conteúdos negativos, com número expressivo de cenas relacionadas à violência, manipulação, drogas e prostituição. Mesmo nos 40% com mensagens positivas, reproduzindo nas telas histórias de superação, conquistas, poder pessoal e solidariedade, conforme observado nas Tabelas 5 e 6, é possível verificar a presença de aspectos de cunho negativo entre os temas predominantes (como maus-tratos, injustiça, violência, guerra, manipulação, sabotagem, trapaças, espionagem, racismo, estupro, intolerância, tortura, abandono e rivalidade).

A mesma tendência para o negativo pode ser observada no "Oscar 2016", onde 12 dos 16 filmes indicados são classificados como dramas. (GENESTRETI, 2016).

Tabela 5: Filmes via *streaming*

TÍTULO	TEOR	GÊNERO	TEMA PREDOMINANTE
Um Sonho de Liberdade	Positivo	Drama	Superação, maus-tratos e injustiça
O Poderoso Chefão	Negativo	Crimes	Violência, assassinatos e disputa de poder
O Poderoso Chefão II	Negativo	Crimes	Violência, assassinatos e disputa de poder
A Lista de Schindler	Positivo	Drama	Solidariedade, violência, guerra e superação
Pulp Fiction - Tempo de Violência	Negativo	Crimes	Violência, roubos e drogas
The Lord of the Rings: The Return of the King	Positivo	Ficção	Poder pessoal, magia, luta do bem e o mal, religião
Três Homens em Conflito	Negativo	Ação	Violência, roubos e trapaças
Inception (A Origem)	Negativo	Ficção	Manipulação mental e livre-arbítrio
Forrest Gump	Positivo	Drama	Superação e limitações
O Senhor dos Anéis: As Duas Torres	Positivo	Ficção	Superação, sagas mágicas, luta do bem e o mal, religião
Um estranho no Ninho	Negativo	Drama	Violência, maus-tratos, loucura
Star Wars: Uma Nova Esperança	Positivo	Ficção	Conquistas interestelares, guerra e trabalho em equipe
Cidade de Deus	Negativo	Crimes	Violência, injustiça, maus-tratos
Seven - Os Sete Crimes Capitais	Negativo	Crimes	Violência, assassinatos, loucura
A Vida é Bela	Positivo	Comédia	Superação, guerra, poder pessoal
O Silêncio dos Inocentes	Negativo	Crimes	Violência, assassinato, loucura
O Profissional	Negativo	Crimes	Violência, drogas e assassinatos, abandono
Era Uma Vez no Oeste	Negativo	Ação	Violência, vingança, superação
Os Intocáveis	Negativo	Crimes	Violência, assassinatos, roubo, drogas, prostituição
A Outra História Americana	Positivo	Drama	Superação, perda familiar, discriminação racial
Psicose	Negativo	Crimes	Violência, assassinatos, loucura
Gladiador	Negativo	Crimes	Violência, guerra, disputa de poder
Amnésia	Negativo	Crimes	Violência, amnésia, vingança, estupro
Dr. Fantástico	Positivo	Comédia	Manipulação, guerra, sabotagem
O Grande Truque	Positivo	Ação	Manipulação, mágica, trapaças
A Vida dos Outros	Positivo	Drama	Superação, autotransformação, espionagem, privacidade
Paths of Glory	Negativo	Crimes	Violência, guerra, injustiças, manipulação, assassinatos
Witness for the Prosecution	Negativo	Crimes	Violência, traição, assassinatos

Continuação

TÍTULO	TEOR	GÊNERO	TEMA PREDOMINANTE
WALL-E	Positivo	Infantil	Superação, preservação da Terra, solidariedade
O barco - Inferno no Mar	Negativo	Crimes	Violência, guerra
Beleza Americana	Negativo	Drama	Sedução , traição, maturidade
Oldboy	Negativo	Crimes	Violência, arrogância, vingança, assassinato
A Separação	Negativo	Drama	Superação, conflitos familiares, culturais e religiosos
O fabuloso destino de Amélie Poulain	Positivo	Comédia	Superação, distanciamento emocional, amor platônico
O Sol é para Todos	Positivo	Drama	Superação, racismo, estupro, intolerância
Lawrence da Arábia	Negativo	Drama	Violência, disputa de poder, tortura, aridez
Toy Story	Positivo	Infantil	Superação, abandono, rivalidade
Cães de Aluguel	Negativo	Crimes	Violência, crimes, loucura
Taxi Driver	Negativo	Drama	Drogas, prostituição, solidão
Amadeus	Positivo	Drama	Superação, loucura, vingança

Tabela 6: Teor, Gêneros e Temas

TEOR		GÊNERO		TEMA	
Positivo	16 (40%)	Drama	12	Superação	12
Negativo	24 (60%)	Crimes	16	Violência	20
Total	40	Ficção	4	Manipulação	2
		Ação	3	Conquistas	1
		Comédia	3	Drogas / Prostituição	1
		Infantil	2	Poder pessoal	2
		Total	40	Solidariedade	1
				Sedução	1
				Total	40

A glorificação da violência é ainda mais evidente nos programas e veículos pautados por linhas sensacionalistas, em particular programas de gênero policial. São verdadeiras aulas sobre as modernas técnicas para exercitar a violência que podem mesmo servir de material ao aperfeiçoamento de criminosos, como nos casos recentes (ano de 2016) de invasões de condomínios e ataques a agências de empresas de segurança de valores em várias cidades do Brasil.

Rádio, Um Veículo Híbrido

"O rádio é o divertimento do pobre (...), e a informação dos que não sabem ler". Com essas palavras e já reconhecendo o potencial deste meio, o antropólogo Edgard Roquete Pinto iniciou em 1922 a primeira irradiação radiofônica oficial, em comemoração ao primeiro centenário de Independência do Brasil (SANTOS et al, 2013). Com uma realidade bem mais ampliada do preconizado por Roquete Pinto, o rádio é hoje o segundo meio de comunicação mais utilizado pelos brasileiros (SECOM, 2015).

De um total de 18,3 mil entrevistados pela referida pesquisa, 55% ouvem rádio, 30% deles todos os dias. 80% dos ouvintes usam aparelhos de rádio tradicional, 8% ouvem rádio no carro e outros 8% via celular. Em relação à televisão, a média de horas dos brasileiros que ouvem rádio é menor: 3h42 nos dias de semana. Os que mais fazem uso deste canal de comunicação são os moradores do Espírito Santo (4h36) e os que menos escutam são os maranhenses (2h33). A distribuição e o volume de emissoras em cada região do país ilustra a penetração deste importante veículo de comunicação (ver Figura 4, página 121).

As pessoas ouvem rádio em busca de informação (63%), diversão e entretenimento (62%) e como uma forma de passar ou aproveitar o tempo livre (30%). Da mesma forma que a televisão e a Internet, o rádio pode ser classificado como um meio de comunicação de utilidade híbrida, voltado tanto ao lazer quanto ao conhecimento sobre assuntos importantes do cotidiano das pessoas (SECOM, 2015).

Um estudo do Kantor Ibope Media mostra que 70% dos ouvintes consomem qualquer estilo de programação não musical. Os noticiários locais (50%), nacionais (40%) e de trânsito (35%), bem como os programas religiosos (17%) e esportivos ao vivo (14%), estão entre os gêneros mais ouvidos por esse público (PUBLICITTÀ, 2015).

De suas origens artísticas e elitistas – óperas, poesia, concertos e palestras – o rádio guarda hoje poucas semelhanças. Depois de viver a Era do Ouro, com o radiojornalismo, os programas humorísticos e as novelas, o rádio participou de momentos históricos, tendo sido porta-voz do apelo diário a Getúlio Vargas por sua renúncia, na revolução de 32, e unindo toda a Nação em torno da seleção na Copa de 1958 (SANTOS et al, SANTOS et al, 2013).

Mas, para fazer frente à chegada da televisão, o rádio teve de se reinventar e optou por um perfil bem mais popular. Hoje, os conteúdos veiculados pelas emissoras de rádio não diferem nada daqueles da televisão e muitas emissoras de rádios se dedicam predominantemente a entreter os ouvintes, sem qualquer atenção ao enriquecimento cultural e sanitário dos mesmos. (ver Figura 4, página 121).

Um número expressivo de "sucessos" tocados nas rádios estimula a natureza corrupta do humano, repisando refrões relacionados à violência, desamor e sexualidade doente, induzindo ou autorizando comportamentos de caráter duvidoso. Um bom exemplo é a música "Aquele 1%", na qual o cantor se vangloria de ser "vagabundo, safadão" e diz que "elas gostam". Inspirada na frase inglesa (*99% an angel, but oh, that 1%...*), a música se transformou em poucos meses na mais tocada nas rádios brasileiras e alcançou 38 milhões de cliques no *YouTube* (ORTEGA, 2015). Contribuindo assim para criar crenças e avalizar condutas questionáveis, como o adultério e a dominação do masculino sobre o feminino.

É claro haver honrosas exceções nas emissoras com programação musical mais refinada, visando estados de tranquilidade e saúde. Uma preferência de poucos, uma vez que 91% dos que sintonizam uma rádio para ouvir música fazem outras escolhas. Os gêneros mais ouvidos são: sertanejo (47%), sucesso / as mais pedidas – nacional (37%), MPB (33%) e samba/pagode (32%). O pico de audiência das rádios ocorre entre 10h e 11h e alcança 64% dos ouvintes, o correspondente a 37 milhões de pessoas (PUBLICITTÀ, 2015).

Uma análise das 40 músicas mais tocadas nas rádios brasileiras revela que o amor é tema central dessas canções, com baixa qualidade textual e enredos repetitivos. Segundo a empresa *Crowley Broadcast Analysis*, 75% das músicas mais ouvidas na última semana de abril de 2016 destacavam aspectos negativos como: descontrole emocional, separação dolorosa, infidelidade, imaturidade e falta de compromisso (ver Tabelas 7, 8 e 9).

Desconsiderando a qualidade das músicas executadas, vale destacar que a exposição recorrente a esses motivos musicais age sobre o ouvinte criando uma adequação do texto da música à forma da realidade vivida.

Assim, a música valida relações de desamor e conteúdos de caráter negativo e muitas vezes destrutivos. A pessoa interioriza, por exemplo, a noção equivocada de que a vida amorosa é feita de términos dolorosos, traições e outros comportamentos desajustados, o que a predispõe a vivenciar estes tipos de enredos em sua vida pessoal. Mais uma vez, a prerrogativa criativa da repetição de "mantras".

Tabela 7: As músicas mais tocadas

TEOR	MAIS TOCADAS	TEMAS	TEOR	MAIS TOCADAS	TEMAS
Negativo	Medo Bobo	Infidelidade	Negativo	Batom vermelho	Separação
Negativo	Que pena que acabou	Separação	Negativo	Cachorro de rua	Separação
Negativo	40 graus de amor	Separação	Negativo	Depende da gente	Separação
Positivo	Como é que a gente fica	Amor	Negativo	Não tem para ninguém	Infidelidade
Positivo	Pra ter você aqui	Amor	Negativo	Fecha o porta-mala	Descontrole, bebida
Negativo	Infiel	Infidelidade	Negativo	Rolo e confusão	Descontrole, bebida
Negativo	Maquiagem borrada	Separação, briga	Positivo	Rosa Amarela	Amor
Negativo	Se toca essa moda	Descontrole, bebida	Negativo	Coração machucado	Falta de compromisso
Negativo	50 reais	Infidelidade	Negativo	Muié, chapéu e botina	Imaturidade
Negativo	Vício	Descontrole	Negativo	Louca de saudade	Imaturidade
Positivo	Podia ser nóis dois	Amor	Positivo	Vamo que vamo	Amizade
Positivo	Eu, você, o mar e ela	Amor	Negativo	Que bar ce tá	Separação
Positivo	Quando o mel é bom	Amor	Negativo	To com pena de você	Separação, raiva
Negativo	Vai me perdoando	Separação, perdão	Negativo	Trocaria tudo	Imaturidade
Negativo	Pronto falei	Infidelidade	Negativo	Amigo cachaceiro	Imaturidade, vício
Negativo	Pergunte ao dono do bar	Descontrole, bebida	Positivo	Cravo e canela	Amor
Negativo	Seu polícia	Descontrole, bebida	Negativo	Pindaíba	Separação, vicio
Positivo	Nosso santo bateu	Amor	Negativo	Dona de mim	Separação, dor
Positivo	Romântico anônimo	Amor	Negativo	Luz apagada	Separação, raiva
Negativo	Amor a três	Imaturidade	Negativo	Puxa, agarra e beija	Falta de compromisso

Tabela 8: Teor das músicas

POSITIVO	NEGATIVO
10	30
25%	75%

Tabela 9: Temas predominantes – Fonte: Crowley Broadcast Analysis

TEMA	TOTAL
Descontrole, bebida	16
Separação	12
Amor	9
Infidelidade	5
Imaturidade	5
Falta de compromisso	2
Amizade	1

Apesar do forte potencial informativo e recreativo do rádio, hoje – como se pode observar nas tabelas anteriores – muitas emissoras se assemelham ao que Aldous Huxley previu na obra "Filosofia Perene", onde afirma que o rádio é o mais popular e influente dos meios, um canal pelo qual o barulho pré-fabricado jorra em nossas vidas.

Um barulho que invade a mente, *"enchendo-a com uma babel de distrações – notícias, bocados mutuamente irrelevantes de informação, estrondos de música pomposa ou sentimental, doses continuamente repetidas de dramas que não trazem catarse, mas só criam um desejo de lavagens emocionais diárias e até mesmo horárias". Conteúdos que seguem pelas "regiões da fantasia, do conhecimento e do sentimento, até o núcleo central do ego, do querer e do desejo"*, relata Huxley.

É preciso atenção e amor para que o rádio não se posicione a favor da difusão de enredos insalubres e por meio de suas propagandas favoreça o "Ter" frente ao "Ser", especialmente junto às pessoas menos favorecidas do ponto de vista aquisitivo.

Jornais: Maior Credibilidade

No momento em que este trabalho era realizado, no primeiro semestre de 2016, os escândalos políticos e a possibilidade de impeachment dominavam os noticiários e as conversas em todo o Brasil e América Latina. A ética e os "esqueletos" dos partidos passavam pelo "lava a jato da justiça", eram temas recorrentes em todos os veículos de comunicação e se transformaram em "mantras" repetidos pela população, sem maiores pensares em relação ao conteúdo disseminado.

Fora deste período atípico, entretanto, o brasileiro orienta suas escolhas por fatores emocionais e seu interesse recai por conteúdos menos nobres, mas que reverberam em seu interior e promovem a coesão social. De acordo com a Pesquisa Brasileira de Mídia 2015, 84% dos leitores buscam informação sobre o seu dia a dia, o país ou lazer e entretenimento. Entre os cadernos mais lidos estão os de cidade, notícias locais e cotidiano (28%), esportes (24%), notícias policiais (16%), política brasileira (14%), classificados (12%), cultura e lazer (10%) e economia brasileira (10%).

Os jornais são as fontes com maior credibilidade entre os meios de comunicação: 58% dos brasileiros confiam muito ou sempre neles. A confiabilidade dos jornais é superior à da TV, do rádio e das revistas. Quanto às novas mídias, reina a desconfiança. Respectivamente, 71%, 69% e 67% dos entrevistados pela "Pesquisa Brasileira de Mídia 2015" confiam pouco ou nada nas notícias veiculadas nas redes sociais, blogs e sites.

Do total de entrevistados, 21% leem jornais ao menos uma vez por semana e apenas 7% todos os dias. O uso de plataformas digitais de leitura de jornais ainda é baixo: 79% dos leitores afirmam fazê-lo na versão impressa, e 10% em versões digitais. Os jornais mais citados na pesquisa foram Extra (RJ, 7,1%), Super Notícias (MG, 5,5%), Meia Hora (RJ, 4,5%) e O Globo (RJ, 3,8%). A circulação dos jornais nas principais capitais brasileiras pode ser observada na Figura 5, na página 122.

Para averiguar os conteúdos dos jornais paulistas, durante um período de dez dias consecutivos, foram analisadas as reportagens publicadas nos cadernos mais lidos de quatro dos jornais de maior circulação no Estado de São Paulo. Foram excluídos da análise os cadernos de Entretenimento (eminentemente programação), Imóveis, Veículos e edições especiais.

As classificações foram baseadas no teor das informações que predominavam nas reportagens, sem considerar o impacto sobre os contextos individual e coletivo. Assim, uma matéria ligada ao processo de impeachment presidencial foi considerada negativa e associada à mensagem "corrupção", enquanto textos sobre as epidemias de gripe foram relacionadas com o tema "doença". Ou seja, foi considerada semanticamente a mensagem principal e não seus desdobramentos.

Entre os dias 1 e 10 de abril de 2016, 58,71% do conteúdo publicado nestes quatro veículos apresentou caráter negativo e envolveram temas relacionados ao processo de pedido de impeachment presidencial, operações federais de investigação, casos de corrupção, violência, crime, retração da economia e doenças endêmicas (ver Tabela 10). As notícias positivas se restringiram a conquistas esportivas, matérias de serviço sobre aposentadoria ou temas afins, concretização de negócios e, em pequeno número, histórias de superação.

Tabela 10: Teor dos jornais

MATÉRIAS		TEMAS NEGATIVOS		MÉDIA/DIA	
TOTAL	3105	Total	1823	Por jornal	310
NEGATIVAS	1823	Corrupção	698	Negativo	182
		Violência	503	Positivo	128
		Econ. Serv. Comp.	470		
		Saúde / Doença	152		

Mesmo gozando da confiança dos leitores, alguns veículos da imprensa escrita também praticam, eventualmente, a máxima de Napoleon Hill (2009) e Nizan Guanaes (CHAIM, 2015), de que é possível criar uma verdade a partir da repetição de mentiras. E mesmo quem trabalha no meio tem dificuldade em confirmar a origem ou a veracidade das histórias contadas.

Recentemente, por exemplo, um jornal paulista publicou uma reportagem sobre a crise hídrica em São Paulo. Poucos dias depois, a veracidade da matéria foi questionada, sob a alegação de que 72% de um total de 483 palavras teriam sido reproduzidas de uma entrevista concedida a um veículo concorrente, havia mais de um ano, ou seja, num contexto diferente. Posteriormente, o próprio veículo reconheceu publicamente o fato (RODRIGUES, 2016).

Dairan Paul, pesquisador do objETHOS, aborda, em artigo no Observatório da Imprensa, a geração de conteúdos a favor de um interesse particular ou de notícias falsas pelo simples prazer lúdico ou por desinformação. Ele argumenta que o leitor médio não diferencia uma fonte confiável de outra que não é. E nem mesmo sente falta delas em um contexto de denúncia. Para ele, a validação da matéria está, com frequência, no próprio texto.

"Se a 'notícia' lhe parecer factível e for ao encontro de sua visão de mundo (muita gente não admite consumir informações que contestem sua visão de mundo), ele absorve aquilo, forma a opinião e passa o conteúdo adiante" (PAUL, 2015). Ou seja, a história do indivíduo e suas verdades dominantes já interiorizadas definem o interesse pela mensagem, assim como sua disseminação para outras pessoas.

No romance "Número Zero", Humberto Eco satiriza a manipulação via escrita e a falta de visão crítica do leitor. Ele narra a história de um jornal criado na Itália, nos anos 1990, para vender factoides e trabalhar a favor dos interesses de seu editor. Em certo ponto, o tal editor do periódico fictício ensina: *"hoje, para contra-atacar uma acusação, não é necessário provar o contrário, basta deslegitimar o acusador"*.

A imprensa escrita brasileira retrata hoje um mundo com pouca consciência e violento. É difícil saber se a arte imita a vida ou vice-versa, mas fato é que se criou um círculo vicioso de negatividade que vale ser repensado. Fica, portanto, a questão: o que a imprensa retrata é "a verdade que liberta o ser para pensar por si mesmo" ou apenas um recorte da verdade "com vistas à confusão, à alienação e ao entretenimento"?

Revistas: Maior Reflexão

A revista é o meio menos presente na vida dos brasileiros, segundo a "Pesquisa Brasileira de Mídia 2015". Apenas 13% dos entrevistados afirmaram ler uma revista uma vez por semana ou mais. A leitura é mais frequente entre as mulheres do que entre os homens (16% contra 11%). Entre as pessoas com renda familiar mensal de até um salário mínimo (R$ 880 – 2016), a proporção dos que leem revista é de 6%. Quando a renda familiar é superior a cinco salários mínimos (R$ 4.400 ou mais), o percentual chega a 29%. Entre os entrevistados com até 4ª série, 4% utilizam esse meio de comunicação, enquanto os que têm ensino superior somam 32% (SECOM, 2015).

As revistas são lidas por motivos que vão desde buscar informações gerais (58%), diversão e entretenimento (36%) e passar o tempo livre (27%). A maior parte dos leitores (70%) ainda prefere a versão impressa destas publicações, mas 12% leem no ambiente on-line e 4% nas duas plataformas. As revistas de maior circulação estão indicadas na Figura 6, na página 123.

Com a proliferação da informação pela Internet, as reportagens de revistas se diferenciam pela produção de textos mais complexos, nos quais prevalecem a estética gráfica (atração visual) e a criação de "chamadas" de capa com a proposta de conquistar a adesão do leitor.

Ao analisar as capas das principais revistas brasileiras, do mês de junho de 2016, percebe-se a repetição de mantras do ego, fortalecidos pelo formato visual e marqueteiro das mesmas.

É comum o uso artístico "abusivo" da imagem da mulher como chamariz comercial, quase sempre em atitudes sensuais, a exploração da imagem de celebridades, estimulando o anseio por um padrão ilusório de vida, atitudes invasivas, além do pernicioso hábito de fofocar. São também recorrentes mensagens que reforçam a ditadura do corpo perfeito, a busca pelo casamento dos contos de fadas, o consumismo descontrolado, a competição e a sedução.

No segmento das revistas técnicas predomina a receita pronta – Como fazer isso ou aquilo – ou a linguagem "superlativa", com o emprego de hipérboles (figura de linguagem que consiste no exagero da ideia para melhor enfatizá-la), com o objetivo de tornar as palavras e frases mais expressivas. Ex: *"Aprenda tudo sobre Photoshop"; "Encontre aqui dez soluções para ficar milionário", "Conheça o poder dos fitoterápicos para a cura de todas as doenças"*, etc. Esta abordagem reforça uma visão simplista e superficial da dinâmica da vida.

Afortunadamente, existem revistas que optam por linhas editoriais leves e construtivas, que apresentam ao leitor formas de transformar a si mesmo. Nestas, os "mantras" em junho foram: o humor no dia a dia, a importância de uma mente pacificada e experiências bem-sucedidas nos diferentes âmbitos da vida.

Internet: Informação de Consumo Rápido

Praticamente metade dos brasileiros, 48%, usa internet, e 37% deles todos os dias. Os usuários ficam conectados, em média, 4h59 por dia durante a semana e 4h24 nos finais de semana. Entre os usuários com ensino superior, 72% acessam a internet todos os dias, enquanto os que estudaram até a 4ª série, apenas 5%. Entre os jovens, 65% se conectam diariamente, mas apenas 4% dos idosos tem este hábito.

Os sites e portais de notícias têm como características a agilidade na divulgação de fatos, a objetividade dos textos, a constante atualização de conteúdos e a convergência com veículos do mesmo grupo de Comunicação, o que permite, por exemplo, a inclusão de um vídeo que agregue informações à matéria publicada.

Dos acessos à Internet, 71% são feitos por meio de computadores ou notebooks e 29% via aparelhos celulares. O uso de redes sociais influencia esse resultado: entre os internautas, 92% estão conectados por meio de redes sociais, sendo as mais utilizadas o *Facebook* (83%), o *WhatsApp* (58%) e o *YouTube* (17%) (SECOM, 2015).

Segundo o *Wall Street Journal*, o Brasil é a "capital da mídia social do Universo", sendo o maior mercado para o *YouTube*, fora dos EUA, e um dos cinco maiores faturamentos do site de vídeos. Para o *Twitter*, o Brasil está entre os cinco principais mercados em usuários ativos (CRUZ, 2013). O que não deixa de ser preocupante, pois segundo pesquisas do Instituto de Tecnologia da Geórgia, quase um quarto dos conteúdos do *Twiter* são falsos (PAUL, 2015).

A web também serve ao papel de indústria na disseminação de boatos, confirmados por meio de perfis falsos ou de *likes* e compartilhamentos pagos. Existem inclusive sites que geram falsos *posts*, onde é possível acrescentar vídeos, imagens ou até o logotipo de um veículo para "enganar" o internauta. Assim, se estimula o compartilhamento espontâneo e se coloca em pauta um assunto de interesse particular (PAUL, 2015).

Entretanto, nem sempre repercutir a realidade é positivo. É frequente o compartilhamento nas redes sociais de casos de crimes ou injustiças sociais, saturando os internautas com conteúdo negativo, sem efetivamente contribuir para mudanças concretas. Antes de apertar uma tecla, é importante refletir sobre o tipo de informação e "energia" que se quer propagar para os amigos e o mundo.

Ou seja, o jornalismo *on-line*, assim como as redes sociais, funcionam como importantes e ágeis propagadores de "mantras", pecando, às vezes, pela falta de aprofundamento ou comprovação maior da veracidade dos conteúdos disseminados. Os diferentes usos da Internet estão descritos na Figura 7, na página 124.

Estar conectado de forma intensiva à Internet, assim como ao celular, tem efeito nocivo e viciante no comportamento humano. Em acréscimo, isola a pessoa em seu próprio mundo, limita os contatos pessoais e, em alguns casos, gera problemas musculares, por conta da postura inclinada do pescoço e da coluna.

Esse "atordoamento" gerou inclusive uma decisão inédita na cidade alemã de Augsburg, onde foi instalado um sistema de luzes no chão para evitar que as pessoas, distraídas com seus celulares, fossem atropeladas pelo trem (D'ANGELO, 2016).

O cenário é preocupante e indica como as pessoas estão cada vez mais carentes de estímulos e informações, enfim, de algo que as distraia. O grau de esvaziamento interior é tão avançado que torna explícita a insanidade de alguns. O filme estadunidense *Her* (traduzido por "Ela") explora a questão da evolução tecnológica e as possíveis consequências da intimidade excessiva com ela na atualidade. Como o personagem central, muitos optaram pela convivência com a tecnologia ao invés de estabelecer vínculos com outro ser humano.

A tecnologia, que deveria libertar, abriu espaço ao medo ao invés da paz, e à angústia ao invés da serenidade. Antigos saberes são esquecidos em função de um "novo", geralmente vazio de formas e conteúdos. Os "mantras" dominantes nesse universo virtual são "Estou alheio ao mundo" e "Não preciso de ninguém", principalmente entre os jovens.

Pesquisa do *Pew Research Center* nos Estados Unidos, com 2.000 usuários de *smartphones*, mostra que 47% dos jovens adultos, entre 18 e 29 anos, usam o dispositivo para deliberadamente evitar as pessoas ao redor, e que a porcentagem diminui conforme a idade aumenta (ALEGRETTI, 2015).

Em experimento recente, uma rede social manipulou informações postadas nas páginas de 689 mil usuários e confirmou a possibilidade de interferir no estado de espírito das pessoas por meio de um processo de "contágio emocional" (BOOTH, 2014). Com apoio da Universidade de Cornell e da Universidade da Califórnia, o *Facebook* filtrou o *feed* de notícias de usuários (comentários, vídeos e imagens postados por outras pessoas).

Aqueles que tiveram exposição reduzida ao "conteúdo emocional positivo" compartilhado por seus amigos, também postaram menos mensagens de caráter positivo. Da mesma forma, os que tiveram menor contato com "conteúdo emocional negativo" partilhado por amigos, publicaram menos posts com essa orientação.

O estudo confirmou que *"emoções expressas por amigos, via redes sociais, influenciam nossos próprios humores, constituindo, segundo sabemos, a primeira evidência experimental de contágio emocional em escala maciça, via redes sociais"* (BOOTH, 2014).

Os Autores dos "Mantras" da Mídia

Mas quem são os autores destas notícias? Esses "mantras" com poder condicionante são produzidos por jornalistas e editores que vivem em ambientes insalubres, marcados pela competitividade, contestação e onde encontrar "falhas" ou "incoerências" se torna um modo compulsivo de pensar.

São pessoas inteligentes, de raciocínio ágil, perfil crítico, que dominam diversos assuntos de forma genérica e têm facilidade para se aproximar do outro. A cada dia abordam um tema diferente, o que exige capacidade de adaptação e de digerir novas informações rapidamente. Quase 80% deles sofrem de assédio moral, machismo e racismo em seu ambiente de trabalho (Jornalistas & Cia,2016).

Como costumam ser mal remunerados, com frequência são atraídos pelos salários e desafios do mundo corporativo, onde fazem a ponte entre a empresa ou personalidade e diferentes públicos, inclusive a imprensa. Trabalham como assessores, gerentes ou diretores de comunicação ou em patamar mais especializado, como consultores em gerenciamento de crises de imagem.

Neste caso específico, cabe ao profissional fazer um diagnóstico da organização, descobrindo fortalezas e fraquezas e, a partir daí, montar um planejamento estratégico de comunicação com os diferentes públicos de relacionamento (funcionários, fornecedores, clientes, autoridades, entidades, imprensa, etc.) e formatar as mensagens básicas que ajudarão a atingir um objetivo, seja a construção de uma reputação ou a venda de um produto ou serviço.

Com precisão cirúrgica, orientam sobre o que falar ou calar, para quem falar, como e quando. Na fase pré-impeachment da presidente brasileira, por exemplo, uma afirmação se transformou em "mantra dominante" com interesses diversos. A expressão "É um golpe" foi empregada por partidários de várias correntes políticas, com entendimento e motivações diversas, sem confirmação da validade jurídica da informação.

Tratava-se de um "mantra", criado em um momento de crise, para ser disseminado junto aos diferentes públicos de relacionamento a fim de criar uma "realidade". Poderia ser também para gerar uma crença, uma necessidade ou um comportamento. No âmbito pessoal, além de nós, nossos familiares e amigos são os multiplicadores de nossos "decretos". Sob a perspectiva da Saúde, todos deveríamos adotar a estratégia de identificar nossas forças e fragilidades, definir um novo rumo e, a partir daí, "selecionar" os conteúdos a serem acolhidos e emitidos a favor de nosso bem-estar e evolução.

Jogos Eletrônicos: Um Universo à Parte

Ainda mais delicada é a questão dos "mantras" veiculados por meio dos jogos eletrônicos, onde o jogador participa diretamente do enredo e influencia os acontecimentos, muitas vezes ferindo, maltratando, matando ou cometendo algum tipo de perversão sexual.

A identificação do jogador com o personagem é total e o resultado do jogo depende da velocidade e capacidade de interferir nos acontecimentos, acabando com a vida do maior número de adversários (outros jogadores).

"O jogador oscila constantemente entre vítima e criminoso e procura, naturalmente, permanecer o maior tempo como criminoso", relata Buddemeier na obra " Mídia e Violência".

Em agosto de 2005, o veículo *The Economist* publicou a reportagem *"Breeding Evil: The real impact of vídeo games"* ("Demônio educacional: O real impacto dos videogames ", em tradução livre), na qual argumenta em favor dos jogos e classifica os críticos de sofrerem de "neofobia" (medo da novidade). O texto informa que os jovens americanos passam em média 24 horas por semana na frente da televisão e mais 18 horas jogando no computador. Ou seja, seis horas por dia alienados e frente a conteúdos questionáveis. No Brasil, o cenário não é diferente.

Prova disso é que o mercado de jogos eletrônicos cresce entre 25% a 30% ao ano e existem hoje 200 empresas de games no País. Junto com os jogos on-line, eles atraem um em cada quatro brasileiros uma vez ao dia (GLOBO, 2015). Com imagens ultrarrealistas, os jogos mais procurados são os de tiros, lutas e estratégias de guerra (GIL, 2005).

Os defensores dos jogos alegam que estas ferramentas incentivam a concentração, foco, prontidão e agilidade mental, catalisam emoções destrutivas e, quando on-line, estimulam o contato com outros jovens ou comunidades. Entretanto esquecem que muitos deles reforçam aspectos como agressividade e competitividade, disfarçadas em roupagens épicas ou heroicas, conforme ilustra a Tabela 11.

Um cenário preocupante, considerando as mudanças que os jogos podem provocar na dinâmica de pensamentos e ações, assim como o volume de horas que se fica conectado.

Para dimensionar o poder influenciador dos jogos, basta lembrar que a americana Jane McGonigal, designer e especialista em jogos de realidade alternativa, afirmou em uma palestra TED em 2010 que *"Gastamos atualmente 3 bilhões de horas por semana em jogos online".*

Tabela 11: Os jogos on-line mais jogados. Fonte: – UOL

OS PREFERIDOS	SINOPSE	TEMAS
League of Legends	Jogo de combate. Os jogadores controlam campeões com habilidades únicas e lutam contra outros times. O objetivo é destruir uma construção localizada na base adversária. Eles começam fracos e ganham força durante a partida.	Combate, violência, heroísmo, estratégia
World of Warcraft	O jogo se passa no mundo fantástico de Azeroth e conta com 13 raças diferentes. O jogador escolhe qual facção seguirá após as missões iniciais. O jogo conta com mais de 10 milhões de jogadores ativos.	Combate, violência, heroísmo, estratégia
DOTA 2	Jogo de combate. O objetivo é derrotar o time adversário destruindo o "ancião" que se localiza no centro da base adversária. Cada jogador controla um personagem, chamado de "herói".	Combate, violência, heroísmo, estratégia
Counter-Strike: Global Offensive (CS:GO)	É um jogo de tiro em primeira pessoa, em alta definição e versões retrabalhadas de mapas clássicos.	Violência
SMITE	É um jogo de ação onde os jogadores assumem o papel de deuses mitológicos em combates por diversas arenas. Cada jogador escolhe a divindade de sua preferência, que possui habilidades únicas.	Combate, violência, heroísmo, estratégia
Dragon Age: Inquisition	A primeira versão - Dragon Age: Origins - foi descrita pelo fabricante como um "conto épico de violência, luxúria e traição". A versão Inquisition coloca o jogador como o líder da 'Inquisição', dedicada a eliminar a corrupção e o mal na terra de Thedas.	Violência, corrupção
Hearthstone: Heroes of Warcraft	É um jogo de cards estratégico onde os jogadores constroem decks a partir de heróis que representam nove classes do universo de Warcraft e trocam turnos jogando cards de seus decks personalizados, usando feitiços, armas ou habilidades heroicas.	Violência, mágica, construção
Minecraft	Os jogadores passam a maior parte de seu tempo simplesmente minerando e construindo blocos de material virtual. Usam estas aquisições virtuais para conceber casas e paisagens.	Empreendedorismo, construção
World of Tanks	Jogo com tanques de guerra	Violência
Battefield 4	Jogo de tiro em primeira pessoa	Violência

Autora do livro "A Realidade Em Jogo – Por Que Os Games Nos Tornam Melhores e Como Eles Podem Mudar o Mundo", ela informa que um jovem, em um país com uma cultura "gamer" forte, gasta em média 10.000 horas em jogos on-line até completar 21 anos, enquanto na escola ele dispende 10.080 horas do 5º ano até o fim do Ensino Médio. McGonigal prevê que, até o final da próxima década, o mundo todo estará dedicando aos jogos on-line 21 bilhões de horas por semana!

Para boa parte dos especialistas, o uso intensivo dos jogos eletrônicos ou on-line aumenta a disposição para atos violentos. Encarregado de ajudar as vítimas dos massacres das escolas americanas, o psicólogo americano Dave Grossmanele descobriu que um aluno, de 14 anos, havia roubado uma pistola de um vizinho e no dia seguinte atirado em seus colegas de escola, acertando oito vezes, das quais cinco na cabeça e três no peito. As vítimas morreram na hora, exceto um aluno que ficou aleijado. Era a primeira vez que ele atirava com uma arma real e sua assertividade veio da prática do jogo (BUDDEMEIER, 2010).

De forma semelhante, na Guerra do Vietnã, 95% dos soldados conseguiram matar os adversários, sem o bloqueio natural que todo indivíduo tem com relação a matar.

Esse desenvolvimento foi alcançado com a substituição nos treinos do alvo por simuladores eletrônicos. Este exercício, repetido muitas e muitas vezes, criou um "condicionamento operante" e os soldados passaram a atirar por reflexo.

Em seu livro "Mídia e Violência", Buddemeier (2010) relata que *todos os alunos que levianamente assassinaram pessoas com armas passaram, sem exceção, muito tempo jogando os chamados 'ego-shooter'. Neles, jogadores miram com o joystick da mesma forma que uma arma, devendo reagir o mais rápido possível e atirar em tudo o que move, sendo que tiros na cabeça rendem pontos extras*".

Nos jogos, assim como na televisão, o bombardeio de imagens em ação estimula o pensar e agir compulsivo, além de anestesiar a imaginação. Imagens em ação e imaginação, coisas tão distintas com sons tão parecidos... Uma vem de fora e distrai, trai o coração e faz crer verdade o que talvez não seja! A outra – desprezada no mundo atual – é amiga, silenciosa; é corda do alaúde da alma, faz lembrar e acalma, além de ser tônico para a saúde!

Um Uso mais Saudável

Felizmente, há outros usos para estas ferramentas. Recentemente, a juíza Sandra Day O'Connor, com 86 anos e primeira mulher indicada para a Suprema Corte norte-americana, foi responsável pela criação de um jogo de educação cívica via animação chamado *Win The White House*. O game interativo já foi jogado por mais de 250 mil estudantes e vem ganhando espaço nas escolas de ensino fundamental dos Estados Unidos.

"No jogo – que acompanha o ciclo da atual campanha presidencial nos Estados Unidos –, os estudantes assumem o papel de candidatos imaginários à presidência que precisam aprender a competir contra seus adversários sem perder a civilidade, ainda que estes tenham posições antagónicas com relação a questões como a imigração e o controle de armas" (SINGER, 2016).

Jogar pode também promover maior engajamento no aprendizado, segundo alguns educadores. No início de 2016, a Microsoft lançou uma versão educacional do *Minecraft*, onde os participantes constroem mundos virtuais a partir de blocos e o Google lançou o *Expeditions*, um sistema de realidade virtual que leva os estudantes em viagens de classe simuladas pelo mundo (SINGER, 2016). Nestes casos, os resultados comportamentais são positivos e as mensagens reforçam aspectos como solidariedade, abertura a mudanças e diversidade.

O uso curativo dos jogos foi feito pelos pais do pequeno Joel Green, que morreu em 2014 com cinco anos de vida, três deles vivenciando um câncer. Eles contaram a história do filho de forma terapêutica no jogo *That Dragon, Cancer*. Lançado em 2016, o game se propõe a liberar emoções difíceis e mobilizar forças de superação. As cenas transcorrem principalmente em um hospital, durante tratamentos de radioterapia. Nesse caso, a morte não é um episódio banal que pode ser apagado com uma "ressurreição" ao alcance de um clique.

"Ao contrário, ela é crucial para compreender as regras e seguir no jogo... O final é feliz na medida em que os pais são cristãos fervorosos e demonstram a fé em uma vida após a morte ao longo do enredo. Mas a religiosidade não contraindica o game para descrentes ou ateus. Ela é menor do que os enigmas existenciais que o game propõe. Por que estamos aqui, nesse mundo? Por que o destino pode se mostrar às vezes tão trágico? De que serve o sofrimento na vida? Por que Deus, se existe, não se importa com nosso sofrimento?" (BRITO, 2015).

Os Efeitos das Informações Mântricas

Negativo gera Negativo?

Na pesquisa realizada para esta obra, concluiu-se que entre 50% a 90% dos conteúdos veiculados na mídia e via jogos são estruturalmente negativos. No entanto, a intensa disseminação de conteúdos deste teor não é uma particularidade brasileira. Em seu livro "Mídia e Violência", Heinz Buddemeier (2007), catedrático em Ciência dos Meios de Comunicação na Universidade de Bremen, na Alemanha, informa que, nos Estados Unidos, *ao terminar o segundo grau um aluno já passou 13.000 horas na escola e uma média de 25.000 horas sentado frente à televisão*.

"Ao final do primeiro grau escolar, uma criança já presenciou em média 8.000 assassinatos e 100.000 atos de violência na televisão. No término do segundo grau, obtém-se um resultado médio de 32.000 assassinatos e 40.000 atentados à vida, assistidos na televisão. Em 73% dos casos apresentados, os crimes permanecem impunes; em 58% deles, as consequências dos atos violentos não são mostradas. Cenas em que conflitos são resolvidos sem violência são extremamente raras (4%)".

O cenário em termos de consumo diário televisivo é bem parecido na Alemanha. *"O alemão adulto já passou, em 2005, uma média de três horas e 44 minutos em frente à televisão. Aposentados apresentam uma hora a mais de consumo. Cabe ainda mencionar outros meios de comunicação: a internet apresenta um consumo diário de duas horas. Em 78% dos programas de televisão há cenas de violência"* (BUDDEMEIER, 2007).Resumindo o conjunto de programas alemães, obtêm-se nove atos de violência grave por hora. Considerando que os brasileiros passam, em média, 4h31 por dia em frente à TV – 50 minutos a mais que os alemães – pode-se estimar que o consumo de violência em nosso país é 25,2% maior.

Segundo especialistas, o consumo de cenas violentas intensifica a disposição para a violência e a criminalidade. Pesquisas feitas pelo epidemiologista americano Brandon Centerwall, entre 1980 e 1992, correlacionam o aumento na criminalidade com o consumo televisivo. O levantamento foi baseado no fato de que os crimes cometidos por americanos de cor branca duplicaram entre 1945 e 1974.

A mesma tendência foi identificada na África do Sul, onde houve um aumento nos assassinatos após a liberação da televisão em 1974. A taxa de assassinatos entre os sul-africanos brancos subiu 130% em 13 anos. De 2,5 assassinatos para cada 100 mil habitantes passou para 5,8 mortes.

Efeitos ainda mais nocivos, alertam, ocorrem com crianças pequenas, uma vez que até mesmo um recém-nascido não difere a ficção da realidade e já é capaz de reproduzir ações construtivas ou destrutivas. No âmbito da Ciência dos Meios de Comunicação, algumas correntes explicam os efeitos da mídia.

A primeira, denominada Teoria da Catarse, afirma que presenciar atos violentos resulta na diminuição de tendências violentas. Segundo Buddemeier, uma teoria sem comprovação prática e que faz uso primitivo e equivocado do conceito de catarse introduzido por Aristóteles.

Ele aponta duas outras teorias mais plausíveis:

1) a teoria do aprendizado sociocognitivo, defendida pelos neurocientistas, afirma que o aprendizado ocorre a partir da imitação e que mediante pensamentos e atos repetitivos surgem vias ou conexões no cérebro;

2) a teoria do hábito emocional (dessensibilização), segundo a qual é fato comprovado que a maioria das pessoas se acostuma rapidamente com a visão de cenas violentas e que desta convivência constante surge um embotamento que é transferido para a violência real.

De acordo com o "Relatório Violência na Mídia - Excessos e Avanços", realizado pela ANDI, Instituto Ayrton Senna e UNICEF, existem três correntes teóricas focadas na investigação dos efeitos dos conteúdos da imprensa na formação das novas gerações, mas não há um consenso.

1) A corrente norte-americana defende que o tempo despendido diante da televisão e de cenas de violência influencia os comportamentos agressivos de crianças e jovens. Pesquisas indicam que o mesmo ocorre também em adultos, exceto quando há punição do praticante do ato violento;

2) A corrente europeia adota uma leitura mais sociocultural da audiência. Um estudo da London School demonstra que crianças e adolescentes não substituem as relações afetivas pela televisão e que os jovens estão assumindo uma postura distanciada diante da mídia. Por outro lado, outro estudo aponta que as crianças agem mais agressivamente após assistir a este tipo de conteúdo, reagindo com mais intensidade nos lares violentos;

3) A corrente latino-americana avança mais na abordagem sociológica. Além de analisar o ambiente sociocultural, ela agrega uma leitura política da influência dos meios sobre a população e destaca a capacidade dos indivíduos para desenvolver mediações próprias ou "escolha" dos conteúdos a que estão expostos.

Segundo o relatório, *"Apesar de os meios de comunicação brasileiros geralmente apresentarem a violência de forma sensacionalista e descontextualizada, há exceções que buscam as raízes do problema e as possíveis soluções"*. Debates à parte, os efeitos do consumo recorrente de imagens e conteúdos negativos não podem ser ignorados.

Uma das características marcantes dos meios de comunicação visuais é o desaparecimento do espaço tridimensional, substituído por uma superfície ilusória contemplada horas seguidas. Esta atitude obriga a fixação do olhar e coloca a pessoa em postura mental semelhante a um trabalho de hipnose, sem que ela se aperceba disso.

Além disso, com a visão focada na tela e em linha reta se enxerga o fato de um só ângulo. Não se interage com a cena assistida e, portanto, não se percebe as nuances do fato apresentado ou a essência real de cada pessoa retratada como ocorre na vida real. A realidade passa a ser vista com "os olhos da câmera".

Essa dificuldade de discernimento é ampliada por conta de vivenciarmos simultaneamente duas realidades paralelas: o entorno (em casa) e talvez alguma cena de um incêndio em um país distante. Dois níveis de percepção se estabelecem e nossas impressões sensoriais não se complementam, o que abre espaço para o embotamento da consciência. Essa cisão pode afetar as capacidades anímicas e espirituais, gerando um espectador passivo, com uma identidade enfraquecida e, portanto, manipulável.

Os conteúdos negativos cumprem função de inoculação. Assim, presenciar ou visualizar cenas constantes de violência, traição e aspectos destrutivos do comportamento humano provoca na alma um efeito comparável ao da vacina, uma "imunidade" contra as mesmas situações no cotidiano. Imunidade que se caracteriza pela tolerância, apatia e aceitação de situações fundamentalmente inaceitáveis.

No plano dos sentimentos, ocorre um "congelamento" frente à realidade violenta apresentada, uma vez não ser possível processar com a mesma rapidez as cenas exibidas e todas as emoções que podemos sentir. Na vida real, ao visitarmos um doente num hospital que nos abale, ao voltarmos para casa ou trabalho temos um tempo para processar o conteúdo emocional mobilizado.

Frente à TV, o telespectador é projetado de um estado emocional a outro em fragmentos de segundo. *"Com o passar do tempo, isso tem um efeito amortecedor, porque a alma precisa, antes de tudo, ser fortificada durante o processo posterior às vivências, mediante a ressonância das mesmas. A visão individual do mundo é substituída por um posicionamento compartilhado com as massas e dissociado do indivíduo. Além do mais... a alma permanece na carência de encontros reais"*, destaca Buddemeier.

O consumo intensivo da televisão e dos jogos eletrônicos, com suas imagens realísticas e extremamente velozes, também afeta negativamente a capacidade de imaginação. A TV substitui a literatura (grande incentivadora da imaginação), a fadiga nos olhos obriga a pessoa a se concentrar nas cenas, sem reflexão, finalmente perde-se a possibilidade de descobrir o que está oculto na cena ou nas pessoas que a compõem, como ocorre no contato direto entre pessoas. Victor Frankl, que passou anos em Auschwitz, descreve esse efeito no livro "Apesar de tudo, dizer sim à vida". Ele identificou uma patologia psíquica que acomete os prisioneiros: após alguns meses no campo de concentração, eles se tornam apáticos em nível de alma, podendo presenciar maus-tratos brutais sem se comover.

De forma similar, imagens ou informações, que inicialmente causam indignação, como assassinatos, estupros ou casos de corrupção, passam a ser encaradas como diversão ou até mesmo com prazer. *"A alma perde uma porção da humanidade"* afirma Buddemeier. Acrescente-se o fato de que as imagens de violência, por exemplo, transmitem mantras que "legalizam" comportamentos.

Essas mensagens afirmam: *"O uso de violência é legítimo"* – ou – *"Violência é garantia de sucesso"* – ou *"O agressor é um herói"*. As reportagens e os filmes não expressam isso formalmente, mas trazem essas informações em seu bojo, impregnando a alma como um tipo de hipnose. As mensagens ou "mantras" camuflados são os mais devastadores.

A atração por conteúdos negativos pode advir da vontade de vivenciar fortes emoções, manifestar seu próprio medo latente; experimentar algo significativo ou mesmo evitar o estado contemplativo que favorece a transcendência do plano terrestre.

Segundo Buddemeier, há hoje muitas pessoas com qualidades anímicas que lhes permitem perceber, por meio dos sentidos, que existe um universo movido por forças e seres espirituais. *"A humanidade atual sente saudades de entrar em contato com esse plano espiritual. Ao mesmo tempo, há um temor profundo das experiências e tarefas que nos esperam para além dos limites sensoriais"*, diz. Em sua avaliação, ao nos expormos frequentemente a determinados conteúdos, construímos um muro entre os mundos espiritual e material.

Como tudo na vida, a questão é de critério e de equilíbrio no uso. O ambiente virtual é extremamente lúdico e permite acesso a um volume sem precedentes de informações, a partilha de conteúdos construtivos, o contato com pessoas em cidades remotas e a concretização de negócios à distância. Por outro lado, facilita a proliferação de conteúdos falsos ou negativos que podem estimular opiniões e condutas equivocadas, assim como tendências agressivas ou abusivas.

Vale aqui mais uma vez a reflexão: escolher entre pensamentos de amor ou de ataque...

O Poder da Repetição

A repetição é a chave de acesso ao corpo vital e à organização das linhas de força que determinam o Ser e seu *modus operandi*, sua forma de pensar a vida e viver. As escolas são instituições que repetem o que o currículo dita. Os currículos são estruturas formatadoras do pensar elementar de uma sociedade. A sociedade é composta por inúmeras instituições que propagam "verdades" a seus modos. Existem currículos visíveis, assim como currículos ocultos.

Segundo a Antroposofia, o corpo vital é a matriz etérica do corpo físico e atua na sua restauração. Ele amadurece durante os sete primeiros anos de vida, quando finalmente nasce e, portanto, se consolida. A partir daí, o envolvimento com questões de cunho material fortalece suas camadas inferiores, assim como o envolvimento com questões de natureza mais espiritual favorece o desenvolvimento de suas camadas superiores.

Como resultado de uma orientação habitual ou sustentada, a pessoa ou grupo de pessoas são afinados em um determinado "tom", que pode ser ativado pela propaganda ou qualquer outro estímulo similar, à semelhança do princípio do diapasão que, ao ser tocado, faz vibrar todos aqueles que estão afinados no mesmo tom.

A verdade é que a repetição de "mantras" constrói nossa realidade, nos aproxima ou afasta do Ter ou do Ser. *"Todo indivíduo acaba acreditando no que repete para si mesmo, seja verdade ou mentira. Uma mentira repetida continuamente passa a ser aceita como verdade. Cada um é o que é por causa de seus pensamentos dominantes — aqueles que têm permissão de ocupar a mente. Os pensamentos, que alguém deliberadamente coloca na própria mente, alimenta e combina a uma ou mais emoções, constituem as forças motivadoras que dirigem e controlam cada movimento, ato ou feito seu"* (HILL, 2009).

O publicitário Nizan Guanaes demonstrou de forma prática o conceito propagado por Hill e que esclarece o processo de interiorização de afirmações ou palavras de ordem. Um de seus comerciais, *Hitler*, criado para um jornal brasileiro, foi escolhido como um dos melhores do século XX no mundo todo. Nele, *"um pequeno ponto preto aparecia na tela da TV; em alguns segundos, centenas de outros pontos formavam um retrato em branco e preto. Era Hitler, o ditador nazista alemão. A voz falava de suas proezas: 'Este homem pegou uma nação destruída, recuperou sua economia e devolveu o orgulho a seu povo...'"*

O comercial, de forte conteúdo político, terminava assim: *"É possível contar um monte de mentiras dizendo só a verdade...". "O filme ganhou inúmeros prêmios de propaganda em 1988, inclusive o Leão de Ouro no Festival de Cannes, e é um dos dois únicos comerciais brasileiros e ibero-americanos na lista dos cem melhores de todos os tempos, publicada em 2000 por Berneci Kanner"* (CHAIM, 2015).

O poder da repetição foi observado pelo cientista japonês, Masaru Emoto, ao submeter três porções de arroz cozido a mensagens diferentes. Durante um mês, seus alunos gritaram, diversas vezes, em frente ao primeiro pote as frases *Thank You, I Love You* ("Obrigado, Eu Te Amo") e ao segundo pote, *I Hate You, You Fool* ("Eu Te Odeio, Seu Idiota", em tradução livre). Já o terceiro pote foi totalmente ignorado. Após esse período, o primeiro pote começava a fermentar, o segundo estava praticamente preto; e o terceiro (o ignorado) era só bolor, caminhando para a decomposição (BARBOSA, 2014).

Os efeitos da repetição podem ser pouco saudáveis ou até mesmo devastadores. A visualização constante de imagens e conteúdos sensuais, por exemplo, leva o indivíduo a buscar padrões físicos e de vida ilusórios, afastando-o de sua própria essência e dificultando sua realização. Este descontentamento ou frustração pode se agravar ao longo da vida e se transformar em ansiedade aguda, depressão e outras experiências insalubres.

A qualidade dos conteúdos repetidos – veiculados a serviço de interesses específicos – tem outro efeito colateral bem mais grave: o empobrecimento existencial, com a gradual extinção do ato de refletir e do saber humanístico. Para o escritor argentino Alberto Manguel, vivemos em um mundo estruturado em torno da máquina comercial, onde não se deseja formar livres pensadores senão vorazes consumidores.

"Há um vazio de educação sobre a memória do passado comum, de nossos valores. Não diria que já tivemos uma sociedade justa. Mas no passado havia um esforço para questionar momentos injustos... é uma sociedade que não pensa", diz Manguel (MEIRELES, 2016).

Imprensa: A Grande Amplificadora

Afinal: como está a qualidade de nossa nutrição mental? Com que tipo de conteúdos convivemos quando nos relacionamos com outros, com a cultura e a com a imprensa?

Os mantras dominantes afetam a qualidade de nossa vida e de nossos relacionamentos. Ao contrário do desnutrido, uma pessoa bem nutrida mentalmente tem condições de tornar mais ricos seus encontros com outras pessoas, ao promover reflexões saudáveis, acréscimos culturais e, quem sabe, mudanças de atitude a partir do próprio exemplo.

Se refletirmos, não passará despercebida a importância dos veículos de comunicação no construir desse pensar e agir, assim como seu papel determinante no processo de reversão de quadros mentais ou comportamentais viciosos.

Afinal, dia após dia, os "mantras" midiáticos, transmitidos de forma massiva e subliminar, influenciam nossas escolhas e induzem comportamentos desajustados. Podem também mostrar um mundo mais perigoso do que realmente é e nos colocar em atitude defensiva; ou compulsivos, ficando horas frente ao computador, seja trabalhando, comprando ou estudando em excesso.

Ou ainda complacentes, permitindo pequenas infrações legais, invasões de privacidade ou relacionamentos sem afeto real. A desculpa é: *"Que mal pode haver se todo mundo faz?"*; afinal está fartamente documentado na imprensa. O pensar se tornou compulsivo e a mente segue sem controle para os mais terríveis recônditos.

A veiculação frequente de notícias negativas, aliadas a maus exemplos, fortalece a noção de que praticar atos de violência e corrupção é "normal" e "aceitável", visto parcela significativa de políticos e empresários fazê-lo e continuar com salvo conduto.

Por outro lado, a publicação expressiva de notícias sobre epidemias de gripe no Brasil e deficiências do sistema de saúde – apesar do cunho informativo ou preventivo – dissemina um clima de medo e desesperança na população. Mesmo as reportagens de temas internacionais são em grande parte relacionadas a temas negativos como explosões, deportação, corrupção e crimes.

Sem contar quando uma notícia se torna um "mantra", independente de conter imprecisões. Republicada por outros veículos, compartilhada via Internet e comentada pela população, pode destruir em pouco tempo a reputação de uma empresa, pessoa ou produto, com potencial inclusive para intensificar um problema; ou ainda desviar a atenção das pessoas sobre temas mais relevantes.

Não saber lidar com questões internas e a convivência intensiva com conteúdos negativos ou equivocados, geradores de emoções como raiva, medo, etc., produzem efeitos similares a qualquer situação de estresse. O organismo entra em estado permanente de prontidão, semelhante aos animais frente à luta, provocando alterações fisiológicas, pensamentos disfuncionais recorrentes e aumento no nível de ansiedade.

Os resultados desse estado de estresse constante são observados na saúde da população. Na Grande São Paulo, quase 30% dos moradores sofrem de transtornos mentais. A ansiedade é o mal mais frequente (19,9%), seguida dos transtornos de comportamento (11%), transtornos de controle de impulso (4,3%) e abuso de substâncias (3,6%). A única forma para ser mais saudável é despertar para esses condicionamentos equivocados e sair da espiral de vícios, inclusive de pensamentos (CASTRO, 2012).

Claro que a responsabilidade em ser mais seletivo com os conteúdos circundantes, retomar a própria saúde e dar significado à vida é de cada ser individual. Depende da condução sábia da mente, do desapego aos "mantras" já interiorizados, inclusive os do ego e do afastamento de estímulos negativos.

A própria imprensa tem condições de contribuir efetivamente para essa transformação social. Seus representantes – do repórter ao dono da emissora – podem agir com mais consciência no desenvolvimento de programações construtivas que considerem os aspectos relacionados à saúde e bem-estar das pessoas.

No atual modelo, boa parte da mídia contribui inconscientemente a favor do adoecimento "mental" da população e, inclusive, da proliferação de doenças crônicas, fonte de lucro inesgotável para as indústrias que se beneficiam desse estado das coisas (FEDERMANN, 2008). Mas pode ser diferente! A TV é um maravilhoso meio de comunicação, com um potencial inesgotável de transformação da sociedade, mas não enquanto "tira-visão", antes precisa ser "trans-visão" e impulsionar as pessoas rumo ao seu melhor.

Parte significativa dos programas televisivos inocula nas pessoas a mesmice, promove o interesse pela vida alheia, pelo que choca, o que causa medo ou privilegia notícias que, apesar de extraordinárias e de aumentarem a audiência, não promovem crescimento senão esvaziamento. Em outras palavras, não informam e muitas vezes ainda deformam! O telespectador é distraído, perde o referencial interior, deixa de buscar algo que preenche, em favor do curioso, do que gera conversa no dia seguinte.

Às vezes, a pessoa que passa por situação difícil na vida considera não estar com tanta dificuldade quando assiste a outra ainda mais desgraçada. Nesse sentido, relaxa e deixa de elaborar ideias que poderiam melhorar sua vida. Apenas quando a TV promover esta transformação interior assumirá seu valor de cura, de "medicamento" de primeira grandeza. Essa mudança estrutural é lenta, mas não é difícil imaginar os efeitos reformadores da mídia ao mostrar situações, por exemplo, em que a família deixa de ser o pequeno núcleo – meu pai, minha mãe, meus irmãos – e é apresentada como a família humana.

Incontáveis os benefícios em se tratar com mais respeito cada ser apresentado no noticiário – como se fosse um familiar. Tratá-los com o mesmo cuidado destinado a um irmão. O desrespeito que alguns veículos têm com o humano, na sua forma de adentrar a vida alheia e trazer à pauta questões muito mais cabíveis ao judiciário e à polícia, traz apenas mais pesar e menos reflexão às vidas das pessoas.

Dependendo de como a informação é propagada, conduz apenas a mais violência, medo, desentendimento e desamor. Pode mesmo se tornar fonte geradora de doenças e problemas sociais, na medida em que perde o controle sobre sua maior fonte de energia potencial, seu poder de deixar pessoas indignadas. E quando a pessoa está muito inconformada, funciona como um elástico em seu estado de tensão máxima, qualquer fagulha pode fazer soltar toda a indignação sobre outra pessoa. Esse poder, de indignar, a imprensa tem em mãos!

Estamos em tempo dos meios de comunicação assumirem de forma mais compromissada o papel de agentes transformadores, indutores de conhecimento e de saúde, com toda a responsabilidade decorrente. Usar com mais critério seu poder de influência, auxiliando pessoas a enxergarem a vida de forma mais construtiva e biofílica, assim como a substituírem seus conteúdos equivocados por outros mais adequados. Embora cada um possa fazer isso individualmente, o engajamento da mídia aceleraria o processo.

Uma sociedade marcada pelo individualismo e desejo de consumo certamente se beneficiaria da formação de parcerias em prol da veiculação de informações qualificadas e com ênfase em aspectos positivos da vida. A iniciativa pede a colaboração de diferentes agentes de transformação, como governos, empresas, escolas e profissionais da saúde, organizações da sociedade civil e consumidores de mídia em geral.

Entre os objetivos figuram: a criação de uma nova grade de programação, com o apoio técnico de profissionais da saúde; a busca por financiamentos para a produção de programas em moldes diferentes, que informem, divirtam e simultaneamente incentivem a crítica e o livre pensar; a criação de cursos de capacitação em saúde para que os profissionais da área estejam conscientes de sua responsabilidade sobre a produção intelectual. Na área da Educação, poderia ser inclusa no Ensino Médio uma disciplina que orientasse o jovem aluno sobre a dinâmica do pensamento e formas para gerenciar melhor os impactos dos "mantras" e das pessoas que o cercam.

Uma Questão de Saúde

O Cérebro:
Onde Tudo se Processa

É fundamental em questão de saúde que cada um entenda claramente como funciona o processo de formação dos mantras dominantes, um mecanismo diretamente ligado ao funcionamento cerebral e, particularmente, à região conhecida como sistema límbico.

O complexo universo cerebral atrai hoje o interesse de cerca de 10 mil laboratórios de neurociências no mundo que trabalham com pesquisas relacionadas ao seu mapeamento e às conexões entre mente e máquina. Uma tarefa desafiadora quando consideramos seus 86 bilhões de neurônios (SCIENTIFIC AMERICAN, 2009) e 100 trilhões de conexões possíveis em velocidade de 36,8 quatrilhões de operações por segundo! (GALILEU, 2014).

Esse crescente interesse pelo cérebro humano se deve ao fato das conexões cerebrais auxiliarem na compreensão de quem somos. Elas se constituem a partir de nossa interação com o meio ambiente e se fortalecem ou enfraquecem a cada nova experiência (RIZZOLATTI, 2005). Neste emaranhado de conexões hiper-ligeiras, encontram-se os neurônios espelho, descritos por Rizzolatti e colaboradores na área pré-motora de macacos Rhesus, na década de 90. Nos humanos, eles se localizam no córtex pré-motor e no lobo parietal inferior.

Chave da linguagem humana, seu processo de espelhamento é ativado a partir de sons associados a determinada ação; da dedução da continuidade de uma ação (quando se prevê, por exemplo, o movimento de uma mão na direção de um objeto oculto, previamente mostrado); por meio de movimentos orais (como lamber, morder ou mastigar) ou de expressões faciais.

São neurônios da empatia e da imitação e explicam o caminho da ressonância, que independe da memória. Se alguém faz um movimento corporal que nunca realizamos, nossos neurônios espelho identificam os mecanismos proprioceptivos e musculares correspondentes que levam à imitação do que observamos, ouvimos ou percebemos.

Os neurônios espelho auxiliam na compreensão das ações dos outros, assim como de suas intenções e emoções. (LAMEIRA et al, 2006). Eles determinam em parte o estado de empatia, ou seja, de identificação com o sentimento do outro, uma das chaves para decifrar o comportamento e a socialização do ser humano (DOBBS, 2006).

São os neurônios espelho que "espelham" e reproduzem os conteúdos que observamos, sejam positivos ou negativos. Posteriormente transformados em pensamentos-forma, eles criam vida em forma de ações e alteram o rumo de nossas vidas.

Mantras ou Pensamentos-forma

Sob outra perspectiva, Max Heindel fala a respeito do conceito de pensamento-forma no livro "A Escala Musical e o Esquema de Evolução", onde o cérebro é definido como a oficina física do homem. Para ele, o cérebro: *"É o instrumento usado pelo Espírito para expressar seu poder mais elevado no plano físico: a vontade".* Para os antigos alquimistas, médicos e matemáticos, as impressões do mundo exterior atingem o Espírito por meio dos sentidos físicos. *"O Espírito, o homem real, é o pensador".*

Grosso modo, a vontade (o primeiro atributo do Espírito) se manifesta como intenção, algo como uma ideia sem forma. Esta se reveste da imaginação e posteriormente é projetada e processada na mente, transformando-se de abstrata a concreta, de ideia a um pensamento concreto. É o amor (o segundo atributo do Espírito) que atrai a substancialidade para o pensamento concreto a partir da ideia. Cria-se assim um pensamento-forma que, projetado no mundo imediatamente inferior, mundo do desejo, ligado à ação, resulta em alguma manifestação. A racionalização de conceitos dessa natureza é sempre um risco a enfrentarmos.

O pensamento-forma pode agir como autômato, movendo-se e atuando em uma única direção, de acordo com a vontade do pensador que é o poder motivador interno (HEINDEL, 1949). A opinião pública pode ser vista como uma decorrência desse mecanismo de formação do pensamento: pessoas com poder mental concentrado criam e irradiam pensamentos-forma sobre determinado assunto, em seguida, pessoas menos focadas ou concentradas em seus propósitos existenciais passam a simpatizar com a ideia expressa e a adotar os pensamentos como se fossem seus.

O documentário "O século do self", da BBC de Londres, disseca em quatro episódios como, na modernidade, os modelos sociais vigentes se estabelecem e como a mídia e as estruturas correlatas determinam a propagação dos mesmos. Isso é especialmente importante no Brasil, território impregnado pela cultura novelística e futebolística, ferramentas de primeira linha para a produção de pensamentos-forma de qualidade questionável.

Erich Fromm, em sua obra-prima *Escape from Freedom*, traduzida para o português com algum viés como "O medo à liberdade", disseca a questão da estrutura do poder com precisão microcirúrgica:

"Esquecemos que, conquanto a liberdade de expressão constitua uma vitória importante na batalha contra as restrições antigas, o homem moderno se encontra em uma situação em

que muito do que 'ele' pensa e diz são as coisas que todos os demais pensam e dizem; que ele não adquiriu a capacidade de pensar originalmente – isto é, por si mesmo –, a única que pode dar conteúdo à sua alegação de que ninguém pode interferir na manifestação de suas ideias".

O autor afirma que o homem se orgulha de ter se libertado do jugo das autoridades externas que lhe pretendem dizer o que fazer ou não em sua conduta diária, mas esquece do papel das autoridades anônimas, como a opinião pública e o "senso comum", que são tão poderosos devido à nossa profunda presteza em conformarmo-nos com as expectativas que todos têm a nosso respeito, além do temor, igualmente entranhado, de sermos diferentes.

Em outras palavras, *"estamos fascinados pelo aumento da liberdade de poderes fora de nós e cegos para as nossas restrições, compulsões e medos interiores, que tendem a solapar o significado das vitórias alcançadas pela liberdade contra seus inimigos tradicionais... – ... Esquecemos que, apesar de cada uma das liberdades já conquistadas ter de ser defendida com o máximo vigor, o problema da liberdade não é só quantitativo, mas qualitativo; que só temos de conservar e aumentar a liberdade tradicional, porém que temos de obter um novo tipo de liberdade, aquela que nos habilita a realizar nosso próprio eu individual, a ter fé neste eu e na vida"*, completa Fromm.

Diante do enfraquecimento da vontade individual e da submissão às figuras de autoridade externas, eventualmente anônimas, alguns "mantras" questionáveis acabam crescendo gradualmente e sendo aceitos individualmente, além de defendidos por uma comunidade, um Estado ou uma Nação. Tornam-se ainda mais fortes e "eficientes" se pronunciados por um orador persuasivo e, na mesma medida, mais fracos, a depender da distância percorrida e da força, exatidão e clareza do pensamento original.

No livro "A Escala Musical e o Esquema de Evolução", os pensamentos-forma são agrupados em três classes:

1) Pensamento-forma com um aspecto do pensador. Por exemplo, alguém deseja tão intensamente estar em determinado local que seu pensamento adquire forma e viaja para aquele local;

2) Pensamento-forma de algum objeto material. Uma pessoa pensa em um livro ou em um amigo e imediatamente este objeto ou ser aparece em sua aura como o pensamento-forma do livro ou do amigo;

3) Pensamento-forma ligado à sua natureza. Pensamentos de ódio e de raiva criam formas ameaçadoras ou pontiagudas na aura, os de amor materializam nuvens rosadas enquanto os de oração criam um funil voltado para o espaço.

Os "mantras" ou pensamentos-forma dirigidos a um indivíduo podem penetrar em sua aura (região etérica do mundo físico em torno da pessoa) ou ricochetear nela, retornando ao emissor. Eles carregam certa qualidade de informação em determinado grau de vibração que só reverbera nos indivíduos com qualidade vibratória semelhante. Se não existir similaridade, o receptor não é afetado pelo conteúdo, que retorna ao seu criador com a mesma força com que foi enviado.

"Todos estes impactos externos alcançam o Espírito de um indivíduo através do corpo vital." (HEINDEL, 1949). Esta conexão explica, por exemplo, porque uma pessoa pode se sentir exaurida, mesmo sem conhecer as causas, em ambientes ou relações dominadas por mentiras e outros atributos negativos. Trocas de natureza nociva podem ocorrer em bares, casas de jogos e similares, onde grande quantidade de pensamentos-forma negativos ligados à cobiça, sexo doentio e vícios é intercambiada entre os frequentadores.

Preocupação, tristeza e rompantes temperamentais preenchem negativamente a aura da pessoa, tornando seu convívio indesejado, enquanto que pensamentos de amor e alegria tornam sua presença atrativa.

"A principal questão a ser relembrada aqui é que todo ato, seja bom ou mau, é dirigido pelo pensamento. Portanto, cada indivíduo está participando no trabalho executado pelas forças do bem ou do mal. Consequentemente, cabe a nós mantermos vigília constante sobre nossos pensamentos, pois, se eles são íntegros, nossos atos serão sempre dirigidos para o bem." (HEINDEL, 1949).

Assim, "mantras" e fatos, sejam positivos ou negativos, são atraídos pelos conteúdos internos de cada um. Como os semelhantes se atraem, na mente focada em questões construtivas, os pensamentos similares crescerão, ajudando a criar realidades construtivas. Bons ou maus, eles dependem da repetição para se fortalecer.

Ou seja, *"Orai e Vigiai..."*.

O Poder do Campo Mental

O campo mental de cada pessoa pode influenciar na recepção e disseminação de conteúdos. No texto "Fluxo do Pensamento – Leis do Campo Mental", Nubor Orlando Facure, professor de Neurocirurgia da Unicamp e diretor do Instituto do Cérebro de Campinas, afirma que o pensamento é o instrumento sutil da vontade do Espírito, que exterioriza a matéria mental para formar a matéria física:

"A matéria mental é criação da energia que se exterioriza do Espírito e se difunde por um fluxo de partículas e ondas, como qualquer outra forma de propagação de energia do Universo. Elaborando pensamentos, cada um de nós cria em torno de si um campo de vibrações impulsionado pela vontade, que estabelece uma onda mental própria, capaz de nos caracterizar individualmente".

Ao projetar nossos pensamentos, criamos em nosso entorno irradiações, semelhantes a ondas eletromagnéticas, com poder mais ou menos intenso, conforme a qualidade das ondas mentalmente emitidas. *"Essa corrente de "partículas mentais", nascidas de emoções, desejos, opiniões e vontades, constrói em torno de nós cenas em forma de quadros vivos que são percebidos em flashes ou imagens seriadas, ou cenas contínuas que nos colocam em sintonia com todas as mentes que harmonizam com os pensamentos que exteriorizamos"*, diz ele.

O indivíduo também induz pensamentos-imagem nos outros e recebe sugestões que se corporificam em sua psicosfera (esfera de consciência), inclusive sem o uso das palavras. Para clarear esse conceito de comunicação telepática, Facure faz uma comparação com o fenômeno da indução que, em termos eletrônicos, consiste na transmissão de uma energia eletromagnética entre dois corpos sem contato entre eles.

No campo mental, o processo é similar: existe uma corrente de ondas propensas a reproduzir suas características sobre outra corrente mental sintonizada com ela. Ao expressar qualquer pensamento, a pessoa induz os outros a pensarem da mesma forma e se afina com as correntes mentais semelhantes.

"A simples leitura de uma página de jornal, uma conversação rotineira, a contemplação de um quadro, uma visita a familiares, o interesse por um espetáculo artístico ou programa de televisão, um simples conselho, são todos agentes de indução que nos comprometem psiquicamente com as mentes sintonizadas nos mesmos assuntos", afirma Facure. Formam os nossos "mantras" dominantes ou motivadores e nos ligam a um determinado grupo de pessoas.

Assim, persistir em ideias fixas, comportamentos obsessivos ou tensões emocionais escraviza a pessoa em um ambiente psiquicamente infeliz, em um circuito de reflexos condicionais viciosos. De acordo com Facure, uma vez que o indivíduo reside em seu campo mental, é essencial conhecer as três leis que estruturam este espaço:

1) autorresponsabilidade – o campo mental resulta da emissão individual de ideias, ou seja, cada um é responsável pelo seu;

2) assimilação – a pessoa só aceita interferências boas ou más das mentes com quem se afeiçoa;

3) compreensão – a integração de novas ideias e conceitos depende do desenvolvimento da compreensão necessária para este avanço.

O Despertar do Livre-arbítrio

"O Ter é temporariamente importante enquanto
o Ser é eternamente significante"

Os Mantras como Promotores de Sentido

Os "mantras" cotidianos são extremamente relevantes, pois funcionam como promotores de sentido. Indiretamente, estes conteúdos, expressos de forma escrita, verbal ou telepática, nos aproximam ou afastam do significado real de nossas vidas, o que efetivamente nos conduz a uma existência saudável e prazerosa. Os resultados dependem da qualidade da informação que diariamente deixamos transpassar nossos olhos, ouvidos, mente e coração.

De como ocupamos nosso tempo e recursos internos. Se nos deixamos seduzir pelo mundo das ilusões e privilegiamos o "Ter", com seus efeitos alienantes e frustrantes, ou se seguimos nossa orientação original, valorizando aspectos do "Ser", estado que nos permite um viver mais consciente e relaxado, próximos de nossa autenticidade. Difícil acreditar que nascemos para consumir compulsivamente ou para assistir a cenas violentas...

Para viver com mais qualidade e mente serena é crucial enxergar as formas de controle que nos envolvem, desde as simples intervenções dos pais e amigos até as sofisticadas estratégias de neuromarketing. Desde as que nos estimulam ao consumo desenfreado às do mundo político ou midiático que nos induzem a defender ideias e considerar normais comportamentos nocivos a nós, nossas relações e ao entorno. Manipulações corriqueiras nos âmbitos individual e coletivo, ainda que não intencionais.

Segundo o filósofo e cientista cognitivo Noam Chomsky, entre as estratégias informacionais mais usadas figuram: o emprego da linguagem emocional, que acessa diretamente o inconsciente e facilita a inserção de ideias; o processo de infantilização por meio de linguagem, entonação ou personagens infantis – tática frequente na propaganda; o incentivo constante à mediocridade, a partir da desqualificação generalizada da leitura, da reflexão e de outras manifestações mais elevadas; e a criação de um sentimento de culpa no indivíduo por tudo o que acontece de errado em sua vida e na sociedade.

Para sair dessa zona de manipulação mental e assumir o domínio sobre si é necessário primeiramente reconhecer nossa própria passividade diante do volume excessivo de informações que nos chegam diariamente. Em um mundo repleto de atividades e distrações, é quase impossível haver tempo para avaliar o que nos serve e descartar o dispensável ou nocivo.

Por acomodação, permanecemos na região de conforto, passivos e atordoados. Em vez de festejarmos as possibilidades e exercermos escolhas, seguimos no movimento da "manada", da moda, dos modelos dos "bem-sucedidos", e para não refletir, aumentamos ainda mais nossas atividades físicas ou mentais, nossa exposição aos conteúdos midiáticos, jogos e outras distrações.

Não raro acabarmos submersos em uma vida ordinária, consumista e frívola, afastados das questões existenciais que nos deveriam interessar. Desta forma, vivemos sem consciência e, portanto, com risco de não ter saúde. Isso porque a saúde – muito bem conceituada por Leonardo Boff – é a arte de "acolher a vida assim como ela é, em suas virtudes e em seu entusiasmo intrínseco, mas também em sua finitude e em sua mortalidade". Ou seja, saúde exige "consciência".

Parte do que consideramos saúde decorre do sentido que atribuímos à nossa própria vida. Claro, ter uma vida com ou sem significado é uma opção pessoal. Nada contra uma vida sem sentido, decorrência natural da fé nos "genes egoístas", se é que podemos atribuir caráter ao material genético. Ou de experiências dolorosas que nos aconteceram muito cedo e bloquearam temporariamente nossa capacidade de expressar o amor em sua plenitude.

Mas se por um lado alguns se renderam à ideia do "humano – máquina" não poucos são os que vivem percepção diversa. De fato, conforme se vive, com maior clareza se aprecia a distância do comportamento humano daquele das máquinas, comum entre os que apenas existem e não vivem verdadeiramente.

O comportamento tipo máquina não possui fundamento próprio senão aquele para o qual a "máquina" foi programada. Isso é importante, pois se máquinas pensassem, elas causariam problemas. No caso do humano, a situação se inverte, sendo "não pensar" a causa de seus maiores problemas.

Por ironia, justamente esse "não pensar" é a base do adoecimento silencioso do ser. Silencioso, pois não há apenas saúde e doença, mas largo espectro de apresentações, passando por duas situações geralmente subdiagnosticadas, sejam elas o estado de "subsaúde" e o de "pré-doença".

Mais comuns do que se possa imaginar, estes dois estados resultam da forma como cada pessoa se adapta às situações da vida, especialmente àquelas contrárias a seus valores existenciais. Os pequenos desvios comportamentais que se manifestam na esfera psíquica são precursores valiosos, sinais e sintomas do que está por vir, decorrências do afastamento do sentido existencial pessoal.

Os valores pessoais funcionam como motivadores existenciais e são "únicos" a cada ser humano que optou por funcionar no modo "viver". São eles que determinam o sentido pessoal da vida de cada um de nós. Quando nos afastamos de nós mesmos, ganha espaço um estado progressivamente comum de esvaziamento interior.

Este distanciamento é potencializado por estímulos externos, desde atividades em excesso, às vezes executadas de forma compulsiva – como trabalhar, fazer exercício, ler, consumir -, até a exposição aos conteúdos recorrentes do entorno. Uma tendência que pode ser revertida por meio da criação de situações que enfatizem aspectos da nossa realidade interior.

Curiosamente a atenção está sendo direcionada cada vez mais para fora que para dentro. Nada contra isso, mas, do ponto de vista médico, tudo contra não se aperceber disso! A idade mídia, momento em que vivemos, chega silenciosamente, após a idade moda, na qual o marketing e a comparação interpessoal foram explorados ao máximo, e muito tempo depois da Idade Média, período de grande desenvolvimento do universo das artes plásticas e musicais.

Graças à possibilidade da análise de tendências que o mundo moderno permite, pode-se arriscar que a idade vindoura será a idade "muda". Sem palavras para explicar como a raça humana se "diferenciou" em algo tão próximo do relatado nos livros "1984" (Orwell), "Admirável mundo novo" (Huxley), trilogia "Matrix" (Wachowsky) e "Cosmópolis" (Cronenberg)!

Se não revertermos o quadro alienante atual de nossa própria essência e valores, só nos restará o silêncio e a mudez perplexa, comuns aos pontos onde não há mais retorno. A alienação torna o humano doente e demente conforme ilustra o documentário "O Século do Self", citado anteriormente.

O humano é a suposta ponta de lança da cadeia evolutiva, ao menos para os que cultuam o dissonante olhar Darwiniano, a despeito de suas limitações e incongruências, defendidas *ad nauseum* por seus Dawkins, Darwins, Hawkings e mídias afins. Mas é bom lembrar que o míope, longe de cego, apenas enxerga muito bem de perto, mas perde a capacidade de olhar ao longe, a menos que lentes corretivas sejam usadas.

Famosos "hipermétropes", como Sócrates, Jesus Cristo e Gandhi, enxergaram algo além, assim como Alfred Russel Wallace, Johann Wolfgang von Goethe, Friedrich Schiller, Huberto Rohden, Erich Fromm e Rudolf Steiner, e devemos gratidão solene às marcas de seus passos!

Até mesmo Kant, que poderíamos classificar como um míope puro, em sua hermética "Crítica da Razão Prática", afirma nas páginas finais: *"Duas coisas enchem de maravilha o meu ser: a lei moral no interior do homem e o céu estrelado acima de minha cabeça"*.

Não, as bactérias, os vírus e seus correlatos não são necessariamente as causas das enfermidades. Em sua constituição, o corpo humano tem mais bactérias que células, e estas bactérias são fundamentais ao equilíbrio e à vida deste corpo. Adoecer é qualidade de um organismo desvitalizado, um psiquismo desequilibrado, uma vida sem um princípio diretor existencial estabelecido: uma vida vazia!

O próprio adoecer nesse sentido é uma forma de cura, tentativa de alcançar outro estado de equilíbrio que tire a pessoa das condições de vida em que ela insiste perpetuar! Fundamental estar atento ao trocadilho sutil: *"existe doença que é cura e existe cura que é doença"*.

Muitas doenças decorrem de hábitos de vida (alimentares, comportamentais, psíquicos, emocionais ou mesmo espirituais) que urgem serem transformados. Assim como a vida é transformação contínua, a saúde requer movimento interior de transformação e cultivo de bons hábitos. Os hábitos moldam o caráter assim como este o destino.

Neste processo, o papel do médico – assim como dos familiares, amigos e da própria mídia – é contribuir para a emancipação do outro, para que aprenda a pensar – em primeiro lugar. Que estejam conscientes de modo que suas escolhas sejam escola para quem venham a encontrar no cotidiano.

Isso tudo no intuito de gerar uma forma de "epidemia" social, uma "vacinação em massa", mas de saúde, a favor da saúde. Passar à frente o conceito de Salutogênese, do latim Salus – sanidade – e do grego Gênesis – que indica um caminho para a sanidade, criado por Aaron Antonovsky.

De acordo com essa linha de pensamento, os indutores da saúde se dividem em dois grupos. No primeiro, sobre o qual não há controle, está a qualidade intrínseca de nossa infância, sejam seus determinantes: a nossa hereditariedade, questões nutricionais, o atendimento de necessidades afetivas, o nível socioeconômico, a integração familiar e a qualidade do ambiente onde crescemos.

No segundo grupo – dependente de nossa determinação – figuram aspectos ligados à vida rica em significado, o que envolve um projeto de vida definido, interações afetivas e sociais saudáveis e uma rotina de atividades ligadas à beleza, filosofia e espiritualidade.

Então, se habitamos a saúde, nos esforcemos para fortalecê-la de todas as formas disponíveis, antes de sermos avisados ou visitados por uma doença. E se houver doença, que os nossos esforços se concentrem em fortalecer as habilidades preservadas antes de agir sobre as que carecem. *Primum non nocere* (Primeiro, não prejudicar – em português). Agir para prevenir.

Mas que as decisões sejam tomadas com serenidade e não por medo e expectativa. Um exemplo eventualmente observado na medicina são os exames de imagem, cada vez mais sensíveis e justificando eventuais procedimentos "desnecessários". Como a medicina não é ciência exata, mas biológica, é importante saber que diferentes profissionais podem ter diferentes condutas baseadas em um mesmo exame.

Basear decisões nos mantras do medo e da expectativa é uma forma caricata de adoecimento social. Vale destacar que recentemente a mídia internacional noticiou casos de famosos que optaram pela retirada profilática de partes do corpo pela expectativa de que poderiam ser acometidos por um câncer! É bom lembrar que tais partes retiradas não tinham indícios de neoplasias. Importante recordar que o rápido e prático pode não ser o melhor caminho e que agir sobre causas requer paciência e esforços sustentados temporalmente.

No presente momento, o único seguro de saúde que de fato promove cobertura total é "tomar a vida em suas próprias mãos", como relata a autora Gudrun Burkhard com maestria em obra da linha antroposófica. Cada um constitui uma biografia única e a saúde diz respeito a apropriar-se desta biografia. Saúde é presente! Soltar-se do passado e não se projetar no futuro são os anticorpos imprescindíveis para ser saudável e feliz! Lembrando sempre que ninguém é obrigado a ser feliz!

E se há morte, é porque houve nascimento, e se há nascimento e morte, é porque há vida. Aliás, vida é uma rara palavra sem oposto que comporta a oposição essencial do nascer e do morrer. Se nascimento é alegria e começo de ciclo, por que não exercitar a alegria de um final de ciclo, à semelhança do término de uma graduação? Quem sabe a perspectiva da finitude possa nos impulsionar a um viver mais significativo (Ser) e um pouco menos apegado (Ter)?

O médico escritor Guimarães Rosa vacinava com a caneta e já nos advertiu quanto a isso de outro modo, mas o mesmo: *"Viver é muito perigoso... Porque aprender a viver é que é o viver mesmo... Travessia perigosa, mas é a da vida. O mais difícil não é um ser bom e proceder honesto, dificultoso mesmo, é um saber definido o que se quer, e ter o poder de ir até o rabo da palavra."*

Educar para a Essência

Para escapar à falta de sentido e do ciclo do pensar vicioso, precisamos basicamente nos reeducar. Aprender a usar todo o conhecimento adquirido e as oportunidades que se apresentam – em forma de pessoas, situações e conteúdos – para lapidar nossas arestas comportamentais e nossas virtudes, deixando florescer o nosso melhor. Sair do automático e alienante comportamento máquina e permitir que o verdadeiro ser se expresse – seja ele quem for!

Viver com o coração presente, mesmo com todos os riscos que daí podem advir. Pois só assim se pode apreciar a magnitude da vida! Não sem motivo, decorar – *know by heart* em inglês e *par coer* em francês – diz respeito a interiorizar um conteúdo que implica em sentido para nós e que, portanto, acaba sendo guardado no coração. Saber de cor é saber de coração. Ou seja, é preciso ser para saber; ou quem sabe ainda: é preciso crer para ver!

O real conhecimento está dentro de nós e seu fluxo precisa ser restabelecido. Não somos expectadores de nossas vidas, senão protagonistas. Ou seja, o oposto da "educação bancária", que transforma o aluno em mero depositário de informações, denunciada pelo sábio moderno Paulo Freire. Um processo que não é mais considerado educação, senão domesticação ou doutrinação, pois não emancipa, e sim amanceba e acomoda.

Por outro lado, a educação de vanguarda é a educação do ser, que é integrativa e emancipa. E é deste tipo de educação ou autoeducação que precisamos para nos sanar e ao mundo. A educação que faz pensar torna consciente e promove saúde, ao identificar potencialidades, conectar o coração e assim trazer um sentido maior a nossas vidas. Uma educação consciente que coloca em prática a frase famosa de Exupéry: *"Eis o meu segredo, só se vê bem com o coração, o essencial é invisível aos olhos"*.

Na realidade, a função principal da educação – seja em que plataforma for – deve ser despertar cada um de nós para quem realmente somos, para nossos potenciais nas dimensões física, mental, anímica e espiritual; para o processo existencial de aprendizado com o outro, para a dinâmica do Universo tão intimamente ligada à vida. O sentido existencial pessoal é o ordenador da vida, além de fonte de saúde e significado.

Entrar em contato com a beleza e dificuldade de "Ser" aumenta as chances de sermos capazes de respeitar o outro e de nos sentirmos responsáveis por tudo o que nos cerca. Cuidemos então em buscar um coração naquilo que nos propomos viver ou conhecer, pois conhecimento é – co-nascimento – nascer para o novo junto.

Tudo o que é vivo tem coração e por isso saber decor é saber sobre a vida, que pulsa! Quando a lembrança do conhecimento não é agradável, quando o que foi aprendido causa mal-estar, certamente seu armazenamento não ocorreu no coração, senão algures... E tudo aquilo que não é conhecimento de coração é conhecimento do tipo "eclipse", e, portanto carece de luz.

No decorrer da vida, passamos por diversos períodos de eclipse, onde nos falta a luz do entendimento. O eclipse, enquanto mudança espacial na dinâmica da luz, diz respeito a um movimento de luz, que poderia estar lá e que momentaneamente deixa de estar. Simbolicamente, tudo o que antes seria iluminado por aquela luz deixa de sê-lo.

E tudo o que deixa de receber a luz de uma fonte externa passa a depender de "luz interna". Quando não estamos sintonizados com nossa de "luz interior", nossa essência amorosa e divina, passamos por um eclipse, um período temporário de sombra ou penumbra. Todo período de vida do tipo eclipse simboliza um maior ou menor grau de afastamento do sentido existencial pessoal.

Ora, se o sentido da vida é tão imprescindível e Viktor Frankl já falou um pouco a este respeito na obra: "Em busca de sentido", pelo menos cabe aos que "vivem" perguntarem-se: *"Eu estou vivendo aquilo que para mim faz o maior sentido?"* ou ainda: *"Faz sentido ao profundo do meu ser a forma como venho vivendo?"*.

Essas questões, feitas de maneira honesta e em recolhimento, evocam a percepção interior de ser ou não insubstituível. Esta noção é fundamental para a compreensão da ideia de saúde. Somos tanto mais saudáveis quanto mais próximos estivermos do nosso sentido existencial e optaremos melhor tanto quanto nos percebermos únicos nesse processo de escolha.

A busca pessoal pelo sentido da vida é condição *sine qua non* para a saúde plena. O afastamento do princípio diretor individual eterno (Ser) decorrente das benesses do culto temporal ao Ter pode ser prenúncio de um caminho pouco auspicioso.

Tudo parece se relacionar à questão da zona de conforto que muitos buscam em sua vida: fazer um pé de meia, comprar uma terrinha, uma casinha na praia e tudo isso para quando eu me aposentar... Tudo indica que muitos pretendem "existir" até a aposentadoria e a partir daí começar a "viver".

Do ponto de vista médico, entretanto, observa-se fenômeno surreal, seja o adoecimento que se dá, não raro, justo no momento derradeiro da conquista tão esperada. O humano que funcionou até então no modo predatório "Ter" tenta passar a operar, em modo para o qual não se preparou a vida toda: o modo "Ser". Esta mudança comportamental, quando tardia, cobra alto preço de seus adeptos, sendo a doença em todas as suas nuances o principal sintoma.

É questão de saúde pública se educar as referências sociais – como o governo e a mídia – para inspirar e instilar saúde nas instituições e nas pessoas que delas fazem parte, portanto, agentes na disseminação de mantras "cotidianos". Coisa simples para o que boa vontade e amor no coração seriam medicações mais que suficientes.

A Sabedoria do Silêncio

Em um mundo de ruídos extremos como o nosso, praticar o silêncio é o caminho mais indicado para começar a reorganizar conteúdos internos e entrar em relação com essa consciência que se traduz em saúde.

Os benefícios do silêncio foram abordados no documentário "Doing Time, Doing Vipassana", de 1997, no qual é mostrado o uso da técnica de meditação *Vipassana* como método de reabilitação de prisioneiros em uma das mais populosas prisões de Nova Delhi, a Tihar Jail. Experiência que posteriormente foi reproduzida com sucesso no Brasil.

A palavra *Vipassana* significa *"ver as coisas como elas realmente são"*. Na meditação, foi proposto aos presos exatamente isso – refletir sobre a sua trajetória de vida e futuro – a partir de um período de introspecção/silêncio por 10 dias. Segundo o documentário, boa parte dos participantes que praticaram a meditação reavaliou a forma de ver o mundo e passou a considerar o encarceramento como um recomeço (CARVALHO, 2016).

A meditação age diretamente sobre o sistema nervoso central. Quando estamos acordados, existem certos padrões de onda que determinam nosso estado de vigília, de prontidão. No estado de meditação, o padrão destas ondas cerebrais se aproximam daquele das que vibram quando estamos em repouso. A meditação é uma forma de colocar o cérebro em estado de tranquilidade. Esse relaxamento que ocorre no cérebro se reflete no corpo todo, funcionando também como um fortalecedor do sistema imunológico.

É fato incontestе que 20 minutos diários de meditação, por um mês, alteram a estrutura e o funcionamento do cérebro, ativando áreas ligadas a emoções positivas, ao aprendizado e ao controle emocional. Aliás, o mais importante na meditação é justamente o cultivo de um determinado estado mental, o alinhamento com uma faixa vibracional elevada, que favorece entendimentos e mudanças no pensar e agir.

O estado meditativo, seja por meio dos métodos tradicionais ou por atividades corriqueiras, como varrer a casa, ouvir música ou observar a beleza ao redor, nos coloca em situação de presença plena e disponibilidade.

Em silêncio, é possível refletir sobre conteúdos, ações e analisar a vida sob o ponto de vista espiritual, abrindo espaço para *insights* importantes, como a complementaridade entre dor e alegria, choro e risada, ambos transitórios, dado que meros resultados de escolhas.

Ao se permitir o silêncio e a solitude, o ser humano se desliga das compulsões, acalma a mente e se reconecta à sua essência, percebendo o que realmente importa sob o ponto de vista da evolução, antes mesmo de encontrar seu papel na sociedade.

Assim como é impossível respirar sem a alternância de movimentos – inspirar e expirar – também não é possível encontrar valores reais sem um momento de pausa, de afastamento do excesso de informações, ruídos e pessoas. É no silêncio que ocorre a real comunicação e onde se encontra mais facilmente o profundo do ser.

O Exercício do Livre Pensar

A condução "sábia" da mente depende do livre-arbítrio e decorre de escolhas que auxiliem na construção de roteiros de vida mais harmônicos. A cada encarnação, para alguns, e a cada geração, para outros, podemos fortalecer ou enfraquecer nossos "mantras" motivadores e assim nos orientar para determinada direção.

A infelicidade, a doença, a falta de prosperidade, o interesse no negativo e consequentemente a ausência de alegria na vida, são resultados diferentes de um mesmo sintoma: o desalinhamento com o propósito existencial pessoal.

A pessoa que vive sob a perspectiva do "Ser" é conectada com a existência que flui, enquanto a que opera no modo "Ter" se reconhece a partir de apêndices (carro, profissão, cônjuge, amigos, etc.), decorrência do esquecimento da importância do resgate de sua identidade mais profunda.

Quanto mais imersa nesse "Ter", mais fácil se confundir em sua existência. Confundir-se ocasiona situações que alertam para a retomada do equilíbrio próprio – doenças, acidentes, situações que desafiam o contexto de conforto. O que aparenta uma experiência negativa a princípio pode se tratar na realidade de oportunidade para reencontro pessoal.

A vida é fluxo e passa, nos libertar dela é imprescindível. O medo gera apego – medo de perder bens materiais, profissão e pessoas queridas. Instâncias que não nos pertencem, senão apenas usufruímos enquanto vivemos. O filósofo catarinense Huberto Rohden equaciona isso de forma brilhante na frase: *"Posso ser livre de tudo o que tenho, mas posso ser possuído por aquilo que não tenho – não há mal nenhum em possuir, todo o mal está em ser possuído".*

Viver no medo, na tentativa de controle, de disputa de espaço e sob o domínio do apego é garantia de adoecimento. A fisiologia do corpo responde à forma como a pessoa escolhe viver emocionalmente. Assim tudo o que gera apego também provoca apego no corpo, tensão torácica e "preocupações" vasculares, favorecendo o adoecimento.

Não há como negar que a exposição intensa a "mantras" negativos reforça a visão pessimista da vida, enfraquecendo a pessoa em diferentes esferas. De acordo com as antigas tradições, além do corpo físico, dispomos de outros corpos que envolvem e permeiam o corpo que enxergamos com a visão física. Os conteúdos a que estamos expostos interferem nesses corpos e afetam a fisiologia do corpo físico.

Podemos dizer que a qualidade do que interiorizamos e exteriorizamos fortalece ou enfraquece o sistema imunológico. Existem evidências científicas que justificam esse pensamento como, por exemplo, a relação entre o estado de estresse e a diminuição de anticorpos na saliva, observada comparativamente entre grupos de telespectadores submetidos a diferentes estímulos (MCCLELLAND, 1985, 1988).

Desse modo, uma pessoa que assiste a um telejornal nos moldes atuais ou um filme violento ou até mesmo conversa frequentemente sobre violência está criando as condições para baixar sua imunidade e eventualmente se tornar um futuro depressivo. Isso porque assuntos, notícias e conversas de conteúdo negativo funcionam à semelhança de um comprimido que pode tornar uma pessoa doente.

O campo receptivo emocional individual recebe informações de modo semelhante ao que a boca recebe o alimento. O "corpo emocional" é afetado pelo que acontece ao nosso próximo e isso se reflete no corpo físico, de forma que reportagens e conversas de natureza sofredora são promotoras de adoecimento assim como as de natureza inspiradoras são promotoras de saúde.

Daí a importância de refletir a respeito da natureza do diálogo que ocorre em nosso interior quando expostos a estímulos externos. Reverter programações viciosas exige determinação e persistência. O mesmo vale sobre aprender a dizer "não" a alguns estímulos, a descartar conteúdos equivocados e a filtrar o que nos chega diariamente de diferentes fontes. O primeiro passo é fazer como as empresas e personalidades: identificar os nossos pontos fortes e fracos, nossos "mantras" dominantes.

Se pensarmos a realidade como resultado dos conteúdos absorvidos e retransmitidos voluntariamente, é necessário fazer uma radiografia do que existe em nosso interior, identificar as recordações mais dolorosas e deixá-las partir. Observar se estamos impregnados de "mantras" ligados à consciência, ao "Ser", ou ao ego, ao "Ter". A partir daí, ressignificar esses conteúdos, eventualmente equivocados, antes que reverberem e se manifestem na forma de doença física ou emocional.

Neste processo, ferramentas terapêuticas, como a Respiração Consciente do Renascimento e o Processo *Bioflow*, podem ajudar a liberar lembranças e reinterpretá-las por meio de técnicas de respiração e afirmações curativas. Outra alternativa é a escrita terapêutica, que auxilia na recuperação da própria biografia, na integração de traumas e renovação de conteúdos através da escrita. O uso da música de forma terapêutica também é uma boa alternativa.

É fundamental criar um ambiente interno favorável ao perdão e à gratidão e se colocar em estado de receptividade a tudo o que a vida oferecer em termos de pessoas e vivências. Demonstrar compaixão e agradecimento, mesmo em relação às pessoas que contribuíram consciente ou inconscientemente para o fortalecimento de determinadas mensagens e comportamentos indesejáveis.

Outra postura importantíssima é reavaliar o entorno: como pensam e agem familiares e amigos. E se posicionar a distância saudável daqueles chegados a um drama e a propagação de mensagens de cunho negativo, que não nos "nutrem" emocional e energeticamente. A mesma postura de atenção deve ser estendida aos conteúdos com os quais nos envolvemos, sejam mentais, orais ou escritos.

Até determinada fase da vida, absorvemos todos os "mantras" que nos chegam, mas em determinado momento é importante assumir a responsabilidade por deixar "entrar" apenas as imagens, mensagens e pessoas que nos inspiram e sintonizam em relação a valores e objetivos mais nobres. Em determinadas situações, podemos e devemos atuar a partir do mantra "Eu escolho".

A mesma postura pode ser aplicada à mídia. Em primeiro lugar, cabe a cada um escolher o tipo de função a privilegiar na mídia, conforme os conteúdos e atitudes que desejar reforçar. A imprensa pode servir para prover informação, educar, formar, prestar serviço ou simplesmente distrair.

Para Maffesoli (2003), sua principal função é divertir, distrair, entreter. *"Nisso, contudo, nada entra de pejorativo. Quando se fala em entretenimento, de maneira geral, pensa-se em subcultura, em consumidores inconscientes, manipulados e acríticos. No sentido pascaliano do termo, divertimento significa aquilo que se opõe à angústia da morte"*, destaca.

Não dramatizar a vida e optar por conteúdos ligados ao bom humor pode fazer toda a diferença para a saúde. O poder condicionante da TV, por exemplo, pode ser usado a nosso favor e duas experiências relatadas na obra *Positive Emotional States and Enhancement of the Immune System* (1985) comprovam isso.

Na primeira, um grupo de pessoas registrou aumento dos anticorpos responsáveis pelo combate a infecções respiratórias após assistir uma comédia, efeito não constatado nos que assistiram a um documentário. Em outro experimento, assistir a comédia "Tempos Modernos" reduziu o nível de alergia à poeira doméstica.

Isso provavelmente ocorre pois o riso estimula a produção de endorfinas, diminui ou previne a dor, reduz a pressão sanguínea, as doenças cardíacas e os hormônios do estresse (BERK, 1988). Fisicamente, tem os mesmos efeitos da atividade aeróbica. Fry (1992) afirma que rir cem vezes durante o dia tem os mesmos efeitos cardiovasculares que fazer exercícios de remo durante 10 minutos!

A mesma orientação merecem os livros, filmes e demais meios de comunicação. Para mudar um padrão de pensamento, é preciso permitir que a mensagem original "morra" por inanição ou silencie, visto que deixa um eco em nosso interior, e a seguir, substituí-la por conteúdos que reforcem a meta a ser alcançada. Escolher ao que se assiste ou o que se lê é essencial para a saúde psicológica e bom andamento da vida.

Treinar o cérebro para ser feliz é uma realidade possível. O monge budista Matthieu Ricard é considerado "o homem mais feliz do mundo" e acredita que a felicidade é resultado de várias qualidades, entre elas o altruísmo e a liberdade interior. Não liberdade para fazer o que quiser, mas em relação a pensamentos que escravizam: obsessões, ganância, raiva, ciúmes, arrogância. Uma liberdade que se alcança através do autoconhecimento e do cultivo de uma mente pacífica.

Substituir os "mantras" do Ter pelos do Ser é também parte do processo de ressignificação. Conscientemente se colocar a serviço do outro, promovendo ações que gerem união e não separação. O ideal é começar, aos poucos, a encarar o outro como a "face de Deus" e o serviço como propósito de vida. Como diz o livro "Um Curso em Milagres", os encontros com todas as pessoas se tornam assim "momentos santos".

Todas as mudanças de percepção ou situações de perdão promovidas no outro reverberam em nossa própria vida. A sensação de separatividade provém dos mantras do ego e já é tempo de fazer as pazes com nossa origem divina e com o mundo.

Essas ponderações ganham relevância no caso de profissionais de saúde que enfrentam constantemente o confronto com antigos traumas no atendimento aos pacientes. As histórias do atendido reverberam em seus mantras dominantes, podendo trazer à tona memórias ou levar a interpretações equivocadas.

Além de um trabalho sistemático de mapeamento de traumas e renovação de mantras, é recomendável um trabalho com afirmações terapêuticas voltadas especificamente à Síndrome do Salvador. Substituindo falsas verdades por leis eternas – como quem está no comando do trabalho de cura – é possível reorganizar o ego e dimensionar seu real valor no processo de cura, evitando assim o abuso do poder e o "endeusamento" de suas capacidades.

CRIANDO NOVOS CONTEÚDOS
SIMPLESMENTE SER *CONSCIÊNCIA LIVRE PENSAR* **FÉ** SAÚDE **MUDANÇA** DETERMINAÇÃO **PERDÃO** SERVIÇO *ALEGRIA* RESPONSABILIDADE *ESPIRITUALIDADE* **AMOR PAZ**

Em um dia bem distante, a autora participou de uma conversa entre um alto executivo de uma empresa e um jovem lama. O empresário queria absorver a sabedoria do representante do budismo tibetano e saber mais sobre seu hábito de meditar. Com a serenidade que caracteriza os que despertaram para a verdadeira natureza da vida, o lama respondeu: *"Medito duas vezes ao dia, uma de manhã, ao acordar, e outra à noite, antes de dormir"*. E completou: *"Mas o que importa mesmo é o que eu faço conscientemente entre estas duas meditações"*.

O episódio ilustra a importância da "prece ativa". Do que pensamos, falamos e fazemos. E também o modo como transcender aos "mantras" distorcidos que nos cercam ao longo da vida. *"Vigiai e Orai"* é o único caminho. Quando nascemos, nossa energia estava voltada para dar e receber amor. Com o tempo e as experiências nem sempre boas, "falsas" verdades passam a nos mover, nos afastando do Ser e nos iludindo com o Ter, inclusive medo!

Criamos uma personalidade dividida, afastada da nossa natureza autêntica e mais propensa ao supérfluo, ao negativo e aos vícios. O pensar e o fazer se tornam arrogantes e compulsivos. Qualquer atividade serve como pretexto para fugir ou adiar a mudança, a reforma íntima. O próprio caminho espiritual se reveste às vezes de busca pelo poder, um aspecto do ego.

Mas em algum momento da vida temos de reavaliar nossos modelos, conteúdos, comportamentos, expectativas e cobranças. Nossa rigidez, nossos vícios...

Decidimos então agir. Decidimos ver a vida de outra forma e assumir a responsabilidade sobre nosso roteiro. Afinal, como bem diz o livro "Um Curso em Milagres": *"Eu sou responsável pelo que vejo, escolho os sentimentos que experimento e a meta que quero alcançar. E as coisas que parecem me acontecer, eu as peço e as recebo conforme pedi..."*

Precisamos então nos reprogramar e nos livrar da "prisão" que nós próprios criamos e reforçamos a cada dia. É tempo de nos lembrarmos de quem somos e como os recém-nascidos, acreditar novamente na função autorregulativa do Universo ou de Deus e nos deixar levar pelo fluxo da vida, abandonando o desejo de controle. Expressar o nosso melhor sem culpa, com leveza e amorosidade, nutrindo e se deixando nutrir pelo bom, belo e verdadeiro que nos cerca.

Um dos medos que pode nos visitar é o de não termos valor, sermos descartáveis. Afinal, cada um de nós quer ser único, ímpar, inigualável, genial... De alguma forma, palavras sinônimas de ser humano! Se considerarmos que tudo em que estamos envolvidos continuará acontecendo com ou sem sua presença, teremos a falsa sensação de sermos substituíveis, decorrência de operar no modo existir.

Na realidade, somos insubstituíveis! Ser insubstituível requer ser único! De fato, cada um de nós é único e o que nos torna insubstituíveis é ser e viver este aspecto particular que trazemos, sentimos, portamos interiormente e manifestamos. Para alguns, este algo único é luminoso e pode ser até mesmo visto ou percebido pelos outros e pelos seus cinco sentidos físicos; para outros, este algo único é silencioso e sua luz de tessitura tal que transborda, sustenta e une tudo aquilo que está além dos cinco sentidos físicos.

Aqui não há melhor ou pior, é na diferença que o único ganha espaço; a diferença é uma das linhas do tecido do amor, sem a qual ele não se pode manifestar. Claro, ser único não é garantia de vida fácil (zona de conforto), mas de alegria e felicidade pelo simples fato de estar harmonizado ao seu princípio diretor, seu sentido existencial. A propósito, felicidade é critério pessoal e não droga ou medicamento encontrado em farmácia ou livro de receitas.

Ninguém é condenado ou obrigado a ser feliz assim como ninguém deveria acreditar que felicidade significa a mesma coisa para todos, como se tenta definir no dicionário. Mas como dizia Mário Quintana, *"Faça o que for necessário para ser feliz. Mas não se esqueça que a felicidade é um sentimento simples, você pode encontrá-la e deixá-la ir embora por não perceber sua simplicidade"*.

A integridade, a coerência e a autenticidade são essenciais para ser feliz e saudável. Os acontecimentos são decorrências de escolhas e não uma punição divina conforme o pensamento tribal admitia. A concepção de acaso vale ser repensada levando em conta a complexidade da perfeição da criação humana em apenas nove meses. Trata-se enfim do exercício do livre-arbítrio, da eterna balança entre o bem e o mal, entre boas e más escolhas. Às vezes, tão pequenas...

Quando se ressalta o aspecto único de cada ser como responsável pelo seu caráter insubstituível, seja lembrada a analogia com o quebra-cabeça. Cada uma de suas peças é única e o todo só se compõe quando cada uma ocupa seu lugar exato. Cobiçar algo, desejar ser como alguém ou mesmo invejar são prerrogativas do modo "ter" que colocam em risco a individualidade, torna as peças do quebra-cabeça iguais e impossibilita sua completude.

Houvesse duas ou mais peças iguais e o todo estaria comprometido. Da mesma forma, a pessoa que É se torna insubstituível por transbordar a partir de si e não por algo que lhe foi depositado, atribuído ou que a constitua a partir de fora. Somos únicos e libertos. Humanos, livres pensadores e questionadores por natureza.

A curiosidade é instrumento para a nossa própria sobrevivência, o que nos leva a fazer perguntas e a usar a imaginação para encenar a experiência que ainda não tivemos, como bem esclarece o escritor argentino Manguel.

Assim nossas escolhas diárias podem nos levar a visitar os diferentes domínios relatados na magistral "Divina Comédia", de Dante Alighieri, do inferno ao purgatório ou ao paraíso. Mas, o sentir e o pensar nos fazem humanos e se um deles nos falta, estamos incompletos e, portanto, sem entusiasmo, sem vida! Exercitemos então nosso livre pensar em toda a sua potencialidade.

Pensar – como mudar – sempre começa com uma simples ideia, um "mantra", que permeia nossa psique e se fortalece. Novas mensagens podem ser incorporadas a partir do ambiente que nos cerca, sendo possível, com consciência, se fechar a conteúdos destrutivos. Diversas terapias podem ser usadas no processo de ressignificação, mas os resultados dependem da maturidade emocional de cada um e da coragem e persistência para se autoconhecer e transformar.

É preciso focar a própria história, retirando pouco a pouco as camadas de barro que nos afastam de nós próprios, dos sentimentos reais e de um entendimento da simplicidade da vida. Integrar as experiências passadas e suas consequências sobre a nossa forma de socializar, pensar, agir e sentir.

Avaliar se é essencial sofrer com os dramas humanos ou se podemos sentir compaixão, mas encará-los em sua transitoriedade, como expiações que fazem parte do processo de evolução de cada um. Em nossa conversa interna, extrair o melhor de nossos pensamentos, sempre. E ao se dirigir ao outro, cuidar do que se fala e respeitar o ouvido do outro como um templo.

Ao compartilhar nosso melhor com o outro, nos estruturamos melhor internamente e promovemos saúde em nossas relações. Cada um de nós pode ser um médico em potencial, independente da formação. Pessoas de quem gostamos estar perto, que brilham, nos fazem felizes.

Não se trata de ignorar que há coisas ruins acontecendo no mundo! Mas no geral, a maior parte delas não nos afeta diretamente e não temos como interferir em seu rumo. Então por que não vibrar de forma mais positiva, fazendo acontecer e valorizando as coisas boas da vida?

Afinal, se escolhemos um bom restaurante para comer, uma boa companhia para ficar, uma boa música para escutar, por que não escolher – por exemplo – canais de informação que possam nos nutrir emocional e mentalmente? E por que não escolher boas ações em vez de ações egoístas? A impecabilidade – pureza de intenções, palavras e ações – também determina o nosso destino.

Nutrir não só o corpo físico, com alimentação e hábitos sadios, mas também a alma, harmonizando os ambientes onde vivemos, procedendo em coerência com nossos valores e incluindo em nossa vida atividades como leitura, música, arte e filosofia, além do exercício da fé – seja qual for. Por um instante provar a elevação que se manifesta ao se abrir mão do mantra "ver para crer" pelo "crer para ver"...

Próximos de ideais e conteúdos mais nobres, será mais fácil recordar nossa real natureza. Lembrar também que o que realmente importa – os laços de amor – estão acima de tudo isso, na verdadeira realidade: a espiritual. Essa consciência torna a vida simples, leve e mais significativa.

Somos seres únicos em construção e podemos viver em paz com isso, simplesmente sendo quem realmente somos. O novo modelo de vida se baseia em escolhas muito particulares que ajudem a desenvolver virtudes, contribuir com o outro e, principalmente, promovam evolução e alegria na alma. A alegria é fundamental e sinaliza o acerto da decisão.

O ser humano dispõe de todos os recursos para se realizar (florescer), e através desta experiência eventualmente servir de referência para o processo de transformação de outros.

Nossa missão em qualquer encarnação é simplesmente ser, lembrar o imenso amor que nos habita e permanecer nele. E, desta forma, nossa missão também é ser feliz! Felicidade entendida como um contentamento natural, um estado d'alma que acontece apesar, porque, com ou sem...

Uma felicidade que pode ocorrer em solitude ou juntos, em um templo ou em Natureza, em meio a uma grande viagem ou quem sabe na cama do hospital. É aquele instante de lucidez em relação à nossa grandeza enquanto alma a florescer; da natureza infinitamente amorosa que nos habita; de nossa ligação com algo maior... E isso basta!

A felicidade é uma escolha que podemos ou não fazer! Alguns optam pelo caminho oposto, do negativo, por meio de uma profecia autorrealizadora e estes devem gratidão à mestra infelicidade que via "mantras" enganosos invariavelmente conduz à felicidade pela porta dos fundos. Sofrer não deveria, mas pode, ser uma meta para alguns e fazer escolhas diferentes é o melhor para escapar ao sofrimento.

No processo de aprendizado, os relacionamentos têm papel fundamental, pois o outro – o diferente que também é semelhante – mostra o que precisamos transcender assim como nossos aspectos divinos. É através deste contato que podemos viver momentos "santos" (UCEM, 2011) ou "face-a-face", conforme Buber (2003).

Nesses instantes transcendemos corpo e personalidade e amorosamente integramos nossas sensibilidades. O outro então é parte de nós, espelhando, completando e preenchendo, sem que as nossas identidades se percam e nessa experiência, nos compreendemos.

Milagres fazem parte da vida, conforme o livro "Um Curso em Milagres" e outras tantas obras. Não são realizados por "alguém" fora ou acima. São obras individuais que emanam dos que se desprendem do ego, escolhendo pensamentos e ações em amor e não no medo.

Escolher em amor significa habitar esse "Ser", flexibilizando pensar e agir ao extremo da comunhão com o próximo. Esse é o verdadeiro Milagre!

No "Banquete", Sócrates conta sobre o nascimento eterno, pois atemporal, de Eros, o Amor, a partir do encontro de Porus (Pai, a Abundância) e Penia (Mãe, a Penúria), sem contato físico senão por proximidade. Se o Amor nasce assim e integra opostos tão inusitados, tudo pode ser!

No caminho do entendimento há idas e vindas infindáveis, mas a escolha consciente dos "mantras" dominantes – sons, imagens e textos – é sempre relevante no processo de autotransformação. Ser criterioso no pensar, ver e falar e consciencioso no acreditar. Uma afirmação a esse respeito poderia ser: *"Nada que é real pode ser ameaçado"*.

Por quê? Porque o tecido sobre o qual a existência se sustenta é o Amor (Eros); por ele vimos e por ele retornamos. O resto? O resto é loucura de cada um, afinal, a sabedoria do homem é loucura aos olhos de Deus (1 Cor 3:19). Quem sabe tudo seja uma questão de fé...

Cada um sabe em que acredita e que caminho seguir para desfrutar a vida e os encontros, se reconectar com a amorosidade e oferecer ao mundo o melhor de si. Isso inclui acreditar no positivo ou no negativo, na alegria ou na dor, na saúde ou na doença, na abundância ou na penúria, sempre uma moeda com dois lados...

Tudo só pode acontecer na tessitura do amor, o fato mais inclusivo que hoje se pode apreciar. Cabe a cada um de nós descobrir o caminho para manifestar sua essência genuína. Descobrir o caminho para

SIMPLESMENTE SER!

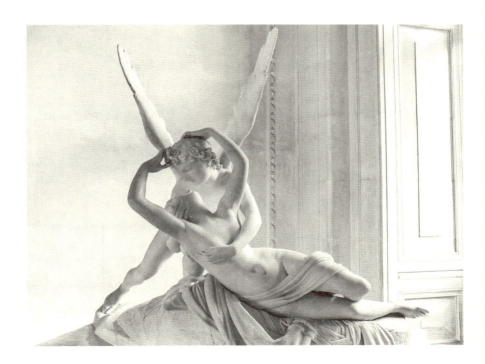

Referências

A FORÇA do rádio segundo o Ibope Media. *Publicittá.* Disponível em: http://www.revista-publicitta.com.br/atitude/pesquisas/a-forca-do-radio-segundo-o-ibope-media/ Acesso em 10/11/2016.

A MÚSICA que incita a violência nas ruas. *Diário de Notícias Globo.* Disponível em: http://www.dn.pt/globo/cplp/interior/a-musica-que-incita-a-violencia-nas-ruas-1329755.html. Acesso em 04/04/2016.

ALLEGRETTI, F. *Nasce um novo personagem:* o cibersolitário. Disponível em: http://veja.abril.com.br/noticia/vida-digital/nasce-um-novo-personagem-o-cibersolitario. Acesso em 21/03/2016.

ANGLADA, V. B. *Magia Planetária Organizada.* São Paulo: Editora Aquariana, 1990.

BARBOSA, J. *Experimento sugere que pensamentos positivos ou negativos influenciam a nossa vida.* Disponível em: http://www.hypeness.com.br/2014/01/cientista-faz-experimentos-com-a-gua-pra-provar-que-o-pensamento-influencia-a-nossa-vida. Acesso em 28/03/016.

BERK, L. S. *et al.* Humor associated laughter decreases cortisol and increases spontaneous lymphocyte blastogenesis. *Clin Res,* 36, 435A, 1988.

BERK, R. The active ingredients in humor: Psychophysiological benefits and risks for older adults. *Ed Gerontol,* 27, 323-339, 2001.

BERNAYS, E. *Propaganda.* Estados Unidos: Ig Publishing, 2004.

BLOOD, A. J.; ZATORRE, R.J. *Intensely Pleasure Responses to Music Correlate With Activity in Brain Regions Implicated in Reward Emotin.* USA: Proc Nati Acad SCI, 2001.

BOFF, L. Cuidado com nosso corpo na saúde e na doença. In: *Saber cuidar:* ética do humano – compaixão pela Terra. São Paulo: Vozes, 1999.

BOOTH, R. *O Facebook ensaia manipulação de mentes.* Disponível em: http://outraspalavras.net/posts/o-facebook-ensaia-a-manipulacao-de-mentes/. Acesso em 01/08/2016.

BRADEN, G. *O Efeito Isaías* - Decodificando a Ciência Perdida da Prece e da Profecia. São Paulo: Cultrix, 2007.

BRITO, C. A. *Biografia:* a flor rara da empatia ao alcance de todos. Disponível em: http://obviousmag.org/pe_na_alcova/2016/dragao-do-cancer-o-game-como-memorial.html#ix-zz44b24ggqE. Acesso em 01/04/2016.

BUARQUE, D. *Soldados dos EUA usam música como inspiração e tática de guerra no Irã.* Disponível em: http://g1.globo.com/Noticias/Mundo/0,,MUL1068621-5602,00-SOLDADOS+-DOS+EUA+USAM+MUSICA+COMO+INSPIRACAO+E+TATICA+DE+GUER-RA+NO+IRAQUE.html. Acesso em 15/3/2016.

BUBER, M. Eu e Tu. São Paulo: Centauro Editora, 2003.

BUDDEMEIER, H. *Mídia e Violência.* São Paulo: Antroposófica e Aliança pela Infância, 2007.

BUDDEMEIER, H. *Jogos Eletrónicos e Realidade Virtual*. São Paulo: Adverbum/Antroposófica, 2010.

BYRNE, R. *O Segredo*. Rio de Janeiro: Editora Sextante, 2015.

CAPELA, R. C. *Riso e bom humor que promovem a saúde*. Disponível em: http://www.ibb.unesp.br/Home/Departamentos/Educacao/Simbio-Logias/Risoebomhumorquepromovem.pdf. Acesso em 31/05/2016.

CARDIA, W. C. *A influência da mídia na opinião pública e sobre a influência desta na mídia*. Disponível em: file:///C:/Users/cciv-rmfrebello/Documents/Facu/Monografia/A%20INFLU%-C3%8ANCIA%20DA%20M%C3%8DDIA%20NA%20OPINI%C3%83O.html. Acesso em 29/03/2016.

CARVALHO, V. *Como a meditação reabilitou presidiários na maior prisão da Índia*. Disponível em: http://www.hypeness.com.br/2014/07/como-ameditacao-reabilitou-presidiarios-na-maior-prisao-da-india/. Acesso em 20/05/2016.

CASTRO, F. *Grande São Paulo tem alta prevalência de transtornos mentais*. Disponível em: http://agencia.fapesp.br/grande_sao_paulo_tem_alta_prevalencia_de_transtornos_mentais/15215/. Acesso em 20/06/2016.

CEPEDA, M. *7 Idiomas estranhos falados mundo afora*. Disponível em: http://super.abril.com.br/blogs/superlistas/7-idiomas-estranhos-falados-mundo-afora/ Acesso em 03/07/2016.

CHAIM, C. *Hitler, o ratinho e o leões*. Disponível em: http://www1.folha.uol.com.br/folha/80anos/campanhas_publicitarias.shtml. Acesso em 05/04/2016.

CIÊNCIA explica porque reclamar altera negativamente o cérebro. *Psicologias do Brasil*. Disponível em: http://www.psicologiasdobrasil.com.br/ciencia-explica-porque-reclamar-altera-negativamente-o-cerebro/. Acesso em 29/03/2016.

CONFÚCIO. *Os Analectos*. São Paulo: Editora Martins Fontes, 2015.

CORDEIRO, T. *Em busca do cérebro imortal*. Disponível em: http://revistagalileu.globo.com/Revista/noticia/2014/04/em-busca-docerebro-imortal.html. Acesso em 09/03/2016.

COZER, R. *Sorria você está no Butão*. Disponível em: http://super.abril.com.br/cultura/sorria-voce-esta-no-butao. Acesso em 10/03/2016.

CROWLEY Broadcast Analysis, Lista Top 50 semanal. *Fábrica de Sucessos*. Disponível em: https://www.fabricadesucessos.com/Home/Crowley/0. Acesso em 28/06/2016.

CRUZ, R. *Brasil vira a capital da mídia social*. Disponível em: http://economia.estadao.com.br/noticias/geral,brasil-vira-a-capital-da-midiasocial-imp-,1003786. Acesso em 03/07/2016.

CURTIS, A. *Documentário O Século do Ego* (The Century of the Self), Inglaterra, 2002. Disponível em: https://www.youtube.com/watch?v=eJ3RzGoQC4s. Acesso em 10/11/2016

DAVIDSON, R.; BEGLEY, S. *O Estilo Emocional do Cérebro*. São Paulo: Editora Sextante, 2012.

DILLON, K. M.; MINCHOFF, B.; BAKER, K. H. *Positive emotional states and enhancement of the immune system*. Disponível em: https://www.ncbi.nlm.nih.gov/pubmed/4055243. Acesso em 10/11/2016.

DISPENZA, J. *Desarrola tu cérebro*: La ciência de cambiar tu mente. Espanha: La esfera de los libros, 2009.

D'ANGELO, H. *Já existe semáforo no chão para quem vive olhando o celular*. Disponível em: http://super.abril.com.br/tecnologia/ja-existe-semaforo-no-chao-para-quem-vive-olhando-o-celular. Acesso em 29/05/2016.

DYER, W. *A Mudança* – Como transformar Ambição em significado Rio de Janeiro: Nova Era, 2012.

ECO, H. *Número Zero*. São Paulo: Record, 2015.

EVANGELHO de João, Evangelho de Mateus e Gênesis. *Bíblia*. Disponível em: https://www.bibliaonline.com.br/acf/jo/1. Acesso em 10/11/2016.

FACURE, N. O. *Fluxo do Pensamento* – Leis do Campo Mental. Disponível em: http://www.espirito.org.br/portal/artigos/diversos/ciencia/fluxo-do-pensamento.html. Acesso em 15/04/2016.

FARIA, R. P. *Fundamentos de Astronomia*. São Paulo: Editora Papirus, 1987.

FEDERMANN, S. *Prevenção de Doenças Crônicas* – O Melhor Investimento. São Paulo: Minuano, 2008.

FERREIRA, F. *Meirelles nega possibilidade de recuo em medidas de austeridade*. Disponível em: http://www1.folha.uol.com.br/poder/2016/05/1773801-meirelles-nega-possibilidade-de-recuo-em-medidas-de-austeridade.shtml. Acesso em 07/06/2016.

FILGUEIRA BOUZA, M. Síndromes profesionales del psicoterapeuta: propuestas de autocuidado com psicodrama. *Psicoterapia y Psicodrama*, Vol.3, n° 1, Pág.37, 2014. Disponível em: http://revistapsicoterapiaypsicodrama.org/archivos/Actual/3_autocuidado_y_Psicodrama_Marisol_Filgueira.pdf. Acesso em 15/02/2016.

FONSECA, L. B. *O Poder da Música no Caminho Espiritual*. Disponível: https://www.youtube.com/watch?v=SP2ImqdQ4X0. Acesso em 12/06/2016.

FRY JR, W. F. *The physiologic effects of humor, mirth, and laughter*. EUA: JAMA, Related Articles, Books, LinkOut,1992.

FUCHS, R. *Citas Para Saborear*. Espanha: Juegos & Co Ed. de Mente, 1999.

GAIARSA, J. A. *A família de que se fala e a família de que se sofre*. São Paulo: Agora, 1986.

GALLARDO, S. T. El Mito de Quirón, la Actitud Terapéutica y la Perspectiva Fenomenológica del Analista. *Revista Encuentros*, n. 1, p. 18, 2010. Disponível em: http://www.revista.cgjung.cl/index.php/encuentros/article/view/3. Acesso em 15/02/2016.

GAME Hall, Wow e League of Legends foram os jogos mais jogados em dezembro. *UOL*. Disponível em: http://jogosonline.uol.com.br/dominiommo/noticias/ultimas/2015/01/20/wow-e-league-of-legends-foram-os-jogos-mais-jogados-em-dezembro. Acesso em 03/07/2016.

GANDHI, M. *A Roca e o Calmo Pensar*. São Paulo: Palas Athena, 1991.

GENESTRETI, G. *12 dos 16 filmes indicados ao Oscar são dramas*. Disponível em: http://www1.folha.uol.com.br/ilustrada/2016/09/1810434-dramas-sao-maioria-entre-os-16-filmes-brasileiros-inscritos-para-o-oscar.shtml?cmpid=newsfolha. Acesso em 06/09/2016.

GIL, F. *Videogame*: Ame-o ou Deixe-o. Disponível em: http://www.istoe.com.br/reportagens/6843_VIDEOGAME+AME+O+OU+DEIXE+O?pathImagens=&path=&actualArea=internalPage. Acesso em 12/06/2016.

GLOBO, J. *Brasil está crescendo no lucrativo mercado de jogos eletrônicos*. Disponível em: http://g1.globo.com/jornal-da-globo/noticia/2015/07/brasil-esta-crescendo-no-lucrativo-mercado-dos-jogos-eletronicos.html. Acesso em 12/06/2016.

GRANDELE, R. *Células tumorais expostas à 'Quinta Sinfonia', de Beethoven, perderam tamanho ou morreram*. Disponível em:http://oglobo.globo.com/sociedade/ciencia/celulas-tumorais-expostas-quinta-sinfonia-de-beethoven-perderam-tamanho-ou-morreram-2804700. Acesso em 20/05/2016.

GREY, A. *Os Espelhos da Capela Sagrada*. Disponível em: http://lounge.obviousmag.org/encruzilhada/2012/06/a-arte-espiritual-e-psicodelica-de-alex-grey-1.html. Acesso em 17/11/2016.

GUGGENBÜHL-CRAIG, A. *O Abuso do Poder na Psicoterapia e na Medicina, Serviço Social,Sacerdócio e Magistério*. São Paulo: Paulus, 2004.

HAMMES, M. I. *Ícone da propaganda brasileira, Nizan Guanaes cruza fronteiras*. Disponível em: http://zh.clicrbs.com.br/rs/noticias/economia/noticia/2011/08/icone-da-propaganda-brasileira-nizan-guanaes-cruza-fronteiras-3455013.html. Acesso em 05/04/2016.

HAPPY. *Vagalume*. Disponível em: http://www.vagalume.com.br/pharrell-williams/happy-traducao.html. Acesso em 05/04/2016.

HEINDEL, M. *A escala musical e o caminho da evolução*. Disponível em: http://www.christianrosenkreuz.org/A%20ESCALA%20MUSICAL.pdf. Acesso em 04/04/2016.

HEINDEL, M. *Conceito Rosacruz do Cosmos e Ritual do serviço de cura, Fraternidade*. São Paulo: Rosa Cruz, 1909.

HILL, N. *Quem Pensa Enriquece*. São Paulo: Fundamento, 2009.

HUXLEY, A. *A idade do Ruído*. Disponível em: http://saudeconsciencia.blogspot.com.br/2014/10/a-idadedo-ruido-aldous-huxley.html Acesso em 23/05/2016.

IBOPE. *Índice de Confiança Social 2015*. Disponível em: http://www.ibope.com.br/pt-br/noticias/Documents/ics_brasil.pdf. Acesso em 29/03/2016.

IBOPE: mercado fica estável em 2015. *Meio & Mensagem*. Disponível em: http://www.meioemensagem.com.br/home/midia/2015/07/27/ibope-mercado-fica-estavel-em-2015.html. Acesso em 12/06/2016.

IBOPE. *Retratos da Leitura no Brasil - 4ª edição, 2016*. Disponível em: http://www.snel.org.br/wp-content/uploads/2016/06/Pesquisa_Retratos_da_Leitura_no_Brasil_-_4.pdf. Acesso em 04/07/2016.

JANINE, R. *A sociedade contra o social*. São Paulo: Companhia das Letras, 2000.

JESS GROESBECK, C. The Wounded Healer. *Journal of Analytical Psychology*, v20, Issue 2, pp. 122-145, July 1975. Disponível em: http://onlinelibrary.wiley.com/doi/10.1111/j.1465-5922.1975.00122.x/abstract. Acesso em 15/02/2016.

KUIPER, N. *et al*. Humor is not always the best medicine: Specific components of sense of humor and psychological well-being. *Int J Humor Res*, 17, 135-168, 2004.

LAMEIRA, P. A.; GAWRYSZEWSKI, L. G.; PEREIRA JR., A. *Neurônios espelho* - Universidade Federal Fluminense (UFF) e Universidade Federal do Pará (UFPA), Psicologia USP, 2006. Disponível em: http://www.scielo.br/pdf/pusp/v17n4/v17n4a07.pdf. Acesso em 23/03/2016.

LEME, R. J. A. Neurofisiologia da música. In: NASCIMENTO, M. (Org.). *Musicoterapia e a Reabilitação do Paciente Neurológico*. 1 ed. São Paulo: Memnon, 2009, v. 1, p. 30-42.

LEME, R. J. A. *Saúde é Consciência*. São Paulo: Ciranda Cultural, 2012.

LISTA de Mais Vendidos Geral de 20/06/2016 a 26/06/2016. *PublishNews*. Disponível em: http://www.publishnews.com.br/ranking. Acesso em: 04/07/2016.

LINDEBERG, C. *Uma breve história do cristianismo*. São Paulo: Loyola, 2008,

LUCAS, M. *3 Razões para deixar de preocupar-se com os seus pensamentos negativos*. Disponível em: http://www.escolapsicologia.com/3-razoes-para-deixar-de-preocupar-se-com-os-seus-pensamentos-negativos/. Acesso em 28/06/2016.

MAFFESOLI, M. *A comunicação sem fim* (teoria pós-moderna da comunicação). Revista FAMECOS. Disponível em: http://www.revistas.univerciencia.org/index.php/famecos/article/viewFile/336/267 Acesso em 12/03/2016.

MCCLELLAND, D. C.; ROSS, G.; PATEL V. The effect of an academic examination on salivary norepinephrine and immunoglobulin levels. *J Human Stress*. 11(2):52-9, 1985.

MCCLELLAND, D. C. The effect of motivational arousal through films on salivary immunoglobulin A. *Psychology and Health*, 2, 31-52, 1988.

MEIRELES, M. *O intelectual em extinção, diz escritor Alberto Manguel*. Disponível em: http://www1.folha.uol.com.br/ilustrada/2016/08/1808235-o-intelectual-esta-em-extincao-diz-escritor-alberto-manguel.shtml. Acesso em 30/08/2016.

MENA, F. *É possível treinar o cérebro para ser feliz, diz monge francês especialista em biologia molecular*. Disponível em: http://www1.folha.uol.com.br/equilibrioesaude/2015/05/1630092-e-possivel-treinar-o-cerebro-para-ser-feliz-diz-monge-frances-especialista-em-biologia-molecular.shtml Acesso em 10/03/2016.

MENAHEMI, A.; ARIEL, E. *Documentário Doing Time, Doing Vipassana*. Disponível em: https://www.youtube.com/watch?v=WkxSyv5R1sg. Acesso em 10/11/2016.

MESEGUER, A. G. *Es sexista la lengua española?:* una investigacion sobre el gênero gramatical. Espanha: Paidos Iberica, 1994.

MINISTÉRIO das Comunicações atualiza lista com dados de emissoras. *Portal Brasil*. Disponível: http://www.brasil.gov.br/governo/2011/10/ministeriodas-comunicacoes-atualiza-lista-com-dados-de-emissoras Acesso em 12/06/2016.

MOINE, I. R. Tras el vestigio del "sanador herido", PERSONA. *Revista Iberoamericana de Personalismo Comunitario*, n°11, 2009. Disponível em: http://www.personalismo.net/PDF/0908/PersyTrasc.pdf. Acesso em 15/02/2016.

MOMENTO Espírita, Poema Divino. Disponível em: http://www.momento.com.br/pt/ler_texto.php?id=3839&stat=0 Acesso em 13/04/2016.

MONGE budista é declarado o homem mais feliz do mundo. *Revista Galileu*. Disponível em: http://revistagalileu.globo.com/Revista/Common/0,,EMI323192-17770,00-MONGE+BUDISTA+E+DECLARADO+O+HOMEM+MAIS+FELIZ+DO+MUNDO.html. Acesso em 10/03/2016.

NJAINE, K.; CARELI. J. *Violência na Mídia*: Excessos e avanços. - Disponível em: http://www.unicef.org/brazil/pt/Cap_04.pdf. Acesso em 29/03/2016.

NOLAN, C.; THOMAS, E. *A Origem*. [Filme]. Produção de Christopher Nolan e Emma Thomas, Direção de Christopher Nolan. EUA, Warner Bros, 2010, 2h28min.

O SIGNIFICADO Mantra OM. *Centro Educacional Holos Yoga*. Disponível em: http://holosyoga.com.br/site/?p=251. Acesso em 28/03/2016.

"OS 100 MELHORES filmes da Netflix", segundo a votação dos usuários do IMDb, Internet Movie Database. *Netflix*. Disponível em: http://filmes-netflix.blogspot.com.br/2015/12/os-100-melhores-filmes-da-netflix.html). Acesso em 15/02/2016.

ORR, L.; VAN LAERE, F. *Manual do Profissional do Renascimento*. Alphaville: Vero, 2014.

ORTEGA, R. *'Aquele 1%' vai do Twitter ao sertanejo e surge em dobro nas paradas*. Disponível em: http://g1.globo.com/musica/noticia/2015/10/aquele-1-vai-do-twitter-ao-sertanejo-e-surge-em-dobro-nas-paradas.html. Acesso em 04/04/2016.

OXFORD University Press (England). *Oxford Dictionaries*: Language Matters. Disponível em: http://www.oxforddictionaries.com/pt/defini%C3%A7%C3%A3o/ingl%C3%AAs-americano/mantra. Acesso em 15/02/2016.

PAULA, C. *Emoção em moléculas*. Disponível em: http://super.abril.com.br/ciencia/emocao-em-moleculas. Acesso em 15/04/2016.

PAUL, D. *Entre boatos e robôs*. Disponível em: http://observatoriodaimprensa.com.br/diretorio-academico/entre-boatos-e-robos-um-jornalismo-necessario/. Acesso em 13/04/2016.

PHANEM, T, *Canção dos Homens*. África: s.d.

PIGNATARI, D. Debates Comunicação – Informação, Linguagem e Comunicação. São Paulo: Editora Perspectiva, 1971.

PISSAIA, C. *As novas mídias e o enfraquecimento cultural da Sociedade*. Disponível em: http://www.pontomarketing.com/estilo-de-vida/novas-midias-enfraquecimento-cultural/. Acesso em: 10/11/2016.

PORCHAT, I.; BARROS, P. *Ser Terapeuta Depoimentos*. São Paulo: Summus Editorial, 1985.

PREVIDELLI, A. *O que torna a Dinamarca o país mais feliz do mundo*. Disponível em: http://exame.abril.com.br/mundo/noticias/oque-torna-a-dinamarca-o-pais-mais-feliz-do-mundo. Acesso em 05/04/2016.

PRONIN, L. *A música na Segunda Guerra Mundial*. Disponível em: http://www.territoriodamusica.com/noticias/?c=35531. Acesso em 08/04/2016.

QUASE 80% das jornalistas sofrem assédio moral no ambiente de trabalho. *Jornalistas & Cia*. Disponível em : http://www.jornalistasecia.com.br/edicoes/jornalistasecia1054gp08.pdf Acesso em 10/06/2016.

REDFIELD, J. *A Profecia Celestina*. São Paulo: Fontanar, 2009.

RIBEIRO, R. J. *A Sociedade contra o Social*. São Paulo: Companhia das Letras, 2010.

RICARD, M. *Como ter o altruísmo como guia*. Disponível em: https://www.ted.com/talks/matthieu_ricard_how_to_let_altruism_be_your_guide/transcript?language=pt-br. Acesso em 10/11/2016.

RIZZOLATTI, G. The mirror neuron system and imitation. In: HURLEY, S. & CHATER, N. (Eds.). *Perspectives on imitation*: From Neuroscience to Social Science (Vol. 1: Mechanisms of imitation and imitation in animals - Social Neuroscience). USA: Cambridge, MIT Press, 2005.

ROBBINS, B. *As Mil Palavras*. [Filme]. Produção de Alain Chabat, Direção de Brian Robbins. EUA, DreamWorks Pictures, 2012, 91min.

RODRIGUES, R. *Crise da água só terá fim com gestão correta*, diz gestora do setor. Disponível em: http://www1.folha.uol.com.br/cotidiano/2016/03/1754246-crise-da-agua-so-tera-fim-com-gestao-correta-diz-gestorado-setor-na-onu.shtml. Acesso em 12/08/2016.

SALVA, V. *Poder Além da Vida*. [Filme]. Direção de Victor Salva. EUA, 2006.

SANTOS, D. M.; COSTA, J. F. S.; LIMA JUNIOR, N.; SANTOS, R. V. *A influência no Rádio na formação da identidade nacional brasileira na metade do século XX*. Disponível em: http://www.jornaldanova.com.br/noticia/artigo/29,18317,a-influ%C3%AAncia-no-r%C3%A1dio-na-forma%C3%A7%C3%A3o-da-identidade-nacional-brasileira-na-metade-do-s%C3%A9culo-xx. Acesso em 12/06/2016.

SCHUCMAN, H.; THETFORD, W. *Um Curso em Milagres* (UCEM). USA: Foundation For Inner Peace, 2011.

SCIENTIFIC American, Recontando Neurônios. *UOL*. Disponível em: http://www2.uol.com.br/vivermente/noticias/recontando_neuronios.html. Acesso em 07/06/2016.

SECOM, Pesquisa Brasileira de Mídia 2015. Disponível em: http://www.secom.gov.br/atuacao/pesquisa/lista-de-pesquisas-quantitativas-e-qualitativas-decontratos-atuais/pesquisa-brasileira-de-midia-pbm-2015.pdf. Acesso em 01/03/2016.

SHAKESPEARE, W. *Hamlet*. São Paulo: Peixoto Neto, 2016.

SINGER, N. *Aos 86 anos, primeira juíza da Suprema Corte dos EUA cria games*. Disponível em: http://www1.folha.uol.com.br/tec/2016/03/1754855-aos-86-anos-primeira-juiza-da-suprema-corte-dos-eua-cria-games.shtml. Acesso em 29/03/2016.

SIVIERO, A., Música e identidade: a canção dos homens, O Estado de S. Paulo, 2012 - Acesso em 05/04/2016 – Disponível em: http://cultura.estadao.com.br/blogs/alvaro-siviero/musica-e-identidade-a-cancao-dos-homens/

STAMBOROSKI JR., A. *De Tchaikovsky ao new metal*, música e guerra andam lado a lado. Disponível em: http://g1.globo.com/Noticias/Musica/0,,MUL1068722-7085,00-DE+-TCHAIKOVSKY+AO+NEW+METAL+MUSICA+E+GUERRA+ANDAM+LADO+A+LADO.html. Acesso em 08/04/2016.

STAROSKY, E. *Amor e Educação em C.S. Lewis e Joseph Pieper*. São Paulo: Factash Editora, 2015.

TEIXEIRA, R. *A importância da mídia para a saúde da população*. Disponível em: http://observatoriodaimprensa.com.br/jornal-de-debates/_ed711a_importancia_da_midia_para_a_saude_da_populacao/. Acesso em 12/06/2016.

TEIXEIRA, J. F. *Não queremos vida infinita*. Disponível em: http://revistagalileu.globo.com/Revista/noticia/2014/04/em-busca-do-cerebro-imortal.html. Acesso em 01/04/2016.

TIPOS de Funk. *Wikipedia.* Disponível em: https://pt.wikipedia.org/wiki/Funk_proibid%-C3%A3o e https://pt.wikipedia.org/wiki/Funk_ostenta%-C3%A7%C3%A3o. Acesso em 08/04/2016.

TOLEDO, K. *Uso Excessivo dos Jogos Eletrônicos pela geração digital preocupa país.* Disponível em: http://www.estadao.com.br/noticias/geral,uso-excessivo-de-jogos-eletronicos-pela-geracao-digital-preocupa-pais-imp-,675835. Acesso em 12/06/2016.

TOLSTÓI, L. Os Três Eremitas. In: *Onde Existe Amor, Deus Aí Está.* Campinas: Verus, 2001.

TOMAZINI, M. *Kantar Ibope Media aponta que 89% das pessoas escutam rádio em 13 regiões metropolitanas.* Disponível em: http://www.abert.org.br/web/index.php/clippingmenu/item/24983-kantar-ibope-media-aponta-que-89-das-pessoas-escutam-radio-em-13-regioes-metropolitanas. Acesso em 10/11/2016.

VAN LAERE, F. Trauma do Abandono. Alphaville: Vero, 2016 [e-book].

VAN LAERE, F. *El Resurgir de lo Femenino.* Espanha: Editorial Visión Libros, 2009.

WARNER, A.; WILLIAMS, J. H.; KATZENBERG, J.; JENSON, V.; ADAMSON, A. *Shrek.* [Filme]. Produção de Aron Warner, John H. Williams e Jeffrey Katzenberg, Direção de Andrew Adamson e Vicky Jenson. EUA, DreamWorks Pictures, 2001, 1h29min.

WEIGL, W. F. D. *O que são mantras?* Disponível em: http://casa.abril.com.br/materia/o-que-sao-mantras. Acesso em 28/03/2016.

WEISENBERG, M.; TEPPER, I.; SCHWARZWALD, J. Humor as a cognitive technique for increasing pain tolerance. *Pain,* 63, 207-212, 1995.

WOOTEN, P. Humor, laughter, and play: maintaining balance in a serious world. In Dossey, B.; KEEGAN, L.; GUZZETTA, C.

WILLIAMSON, M. *Um Retorno ao Amor.* São Paulo: Francis, 2002.

WILLIAMSON, M. *A Lei da Compensação Divina.* Rio de Janeiro: Nova Fronteira, 2013.

ZATORRE, R. J. *Neural Specializations for tonal processing.* USA: Acad SCI, 2001.

Figuras

Figura 1: A indústria da comunicação no Brasil (Fonte: Grupo de Media São Paulo)

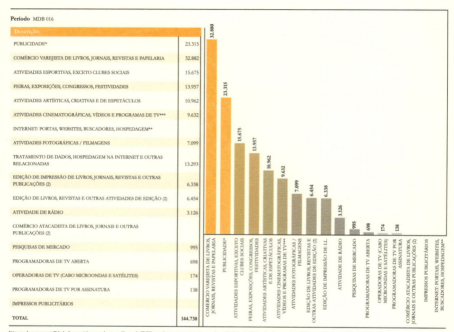

Figura 2: Horários de maior consumo de mídia (Fonte: Grupo de Media São Paulo)

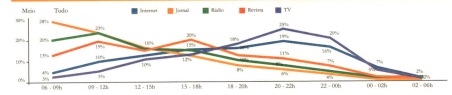

Faixa Horária	Internet	Jornal	Rádio	Revista	TV
06 - 09h	4,5%	28,5%	19,8%	12,6%	2,5%
09 - 12h	9,8%	23,3%	22,8%	19,0%	5,1%
12 - 15h	11,8%	16,2%	15,5%	15,1%	10,5%
15 - 18h	15,3%	12,4%	14,9%	19,7%	13,0%
18 - 20h	15,5%	7,8%	10,3%	12,5%	17,8%
20 - 22h	18,8%	5,7%	7,7%	10,7%	24,5%
22 - 00h	16,1%	3,6%	5,1%	7,2%	20,2%
00 - 02h	6,6%	1,1%	2,1%	2,3%	5,4%
02 - 06h	1,6%	1,4%	2,0%	1,0%	1,1%

TARGET GROUP INDEX
O Target Group Index é um estudo "single source" sobre o consumo de produtos, serviços e mídia, estilo de vida e características sociodemográficas, presente em 70 países. Desenvolvido na Inglaterra em 1968, chegou ao Brasil em 1990 numa parceria da Kantar Media Research (KMR) com a Kantar IBOPE Media.
Periodicidade de entrega dos dados: 2 vezes ao ano.
Cobertura: entrevistas realizadas nas regiões metropolitanas de São Paulo, Rio de Janeiro, Porto Alegre, Curitiba, Belo Horizonte, Salvador, Recife, Fortaleza, Brasília e nos interiores de São Paulo e das regiões sul e sudeste.
Universo Pesquisado: pessoas de ambos os sexos das classes AB, C e DE com identidades entre 12 e 75 anos e, também, total de domicílios das regiões pesquisadas.
Representatividade: 47% da população brasileira entre 12 e 75 anos. 81 milhões de pessoas. Na análise domiciliar, representa aproximadamente 33 milhões de domicílios.

Fonte/Source: Ano 16 onda 1 + Ano 16 onda 2 - 20.736 entrevistas - ago14–set15

Figura 3: Composição da programação de TV (Fonte: Grupo de Media São Paulo)

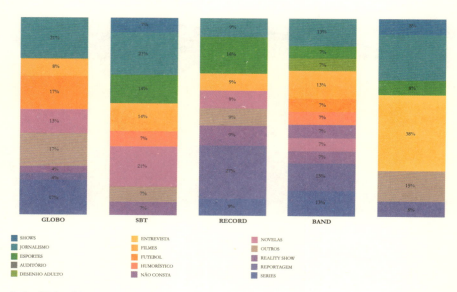

Figura 4: Emissoras de rádio por região (Fonte: Grupo de Media SP)

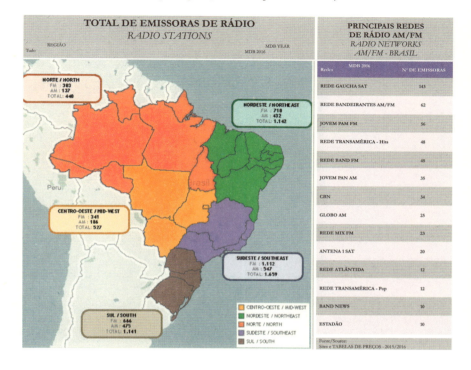

Figura 5: Circulação dos Jornais (Fonte: Grupo de Media São Paulo)

Circulação dos títulos filiados ao IVC (mil exemplares)
IVC - Audited newspapers circulation (thousand copies)

MDB YEAR MDB 2016		CIDADES Tudo		EDIÇÃO/ANO Tudo		PERÍODO Valores múltiplos		JORNAL Tudo

CIDADES	Jornal	MÉDIA POR EDIÇÃO				
		2014	2015	DOM	SÁB	D. ÚTEIS
SÃO PAULO	FOLHA DE S. PAULO	371,1	371,1	371,1	371,1	371,1
	O ESTADO DE S. PAULO	237,4	236,2	250,6	234,7	233,8
	AGORA SÃO PAULO	89,3	89,1	112,4	91,3	85,3
	O AMARELINHO	60,1	94,2	94,2	0,0	0,0
	DIÁRIO DE S. PAULO	44,5	34,4	37,9	34,4	33,9
	VALOR ECONÔMICO	59,0	59,7	0,0	0,0	59,7
	JORNAL DA TARDE	0,0	0,0	0,0	0,0	0,0
RIO DE JANEIRO	O GLOBO	353,3	311,2	391,5	343,1	297,8
	EXTRA	179,2	162,8	273,2	164,0	144,4
	MEIA HORA	102,0	96,1	65,2	86,7	101,3
	EXPRESSO DA INFORMAÇÃO	50,7	52,5	34,5	49,5	55,5
	LANCEI	59,8	45,7	43,1	42,0	46,1
	O DIA	37,5	35,4	53,0	33,5	32,5
	O SÃO GONÇALO	6,8	6,6	6,3	6,5	6,6
	MAIS INFORMAÇÃO POR MENOS	0,0	0,0	0,0	0,0	0,0
	MARCA BR	0,0	0,0	0,0	0,0	0,0
BELO HORIZONTE	SUPER NOTÍCIA	323,3	298,6	301,4	281,0	298,2
	O TEMPO	91,8	106,1	98,5	110,9	107,3
	ESTADO DE MINAS	108,7	98,1	110,0	99,6	96,1
	AQUI MG	25,3	18,8	14,2	18,1	19,6
	HOJE EM DIA	13,1	12,7	13,3	13,6	12,6
PORTO ALEGRE	ZERO HORA\	205,4	197,3	206,2	226,8	195,8
	DIÁRIO GAÚCHO	149,7	148,5	0,0	169,2	148,5
	CORREIO DO POVO	110,3	103,9	102,8	106,1	104,1
GOIÂNIA	DAQUI	156,2	153,0	0,0	140,3	153,0
	O POPULAR	28,9	20,2	30,1	19,4	18,6
BRASÍLIA	CORREIO BRAZILIENSE	48,5	56,3	75,8	59,8	53,1
	AQUI DF	29,0	23,6	24,0	25,0	23,6
	NA HORA H	21,1	20,0	0,0	0,0	20,0

Fonte/Source:
IVC - Média Total Brasil

Figura 6: As revistas mais lidas

Top 15 Revistas com maior número de leitores
Top 15 - Magazines with the greatest number of readers

MDB YEAR / MDB 2016 — PRAÇAS / Tudo — TÍTULOS / Tudo

PRAÇAS	UNIVERSO	TÍTULOS	TOTAL LEITORES (000)
		VEJA	1.058.982
		CARAS	708.272
		ÉPOCA	437.587
		ISTO É	365.267
		SUPER INTERESSANTE	460.909
		TITITI	315.141
		AUTO ESPORTE	312.317
SÃO PAULO	14.990.282	CAPRICHO	536.270
		CLÁUDIA	294.745
		CONTIGO	365.926
		EXAME	429.070
		PEQUENAS EMP. GDE. NEGÓCIOS	413.167
		PLACAR	322.657
		QUATRO RODAS	499.132
		VEJA SÃO PAULO	400.563
RIO DE JANEIRO	9.896.304	VEJA	424.665

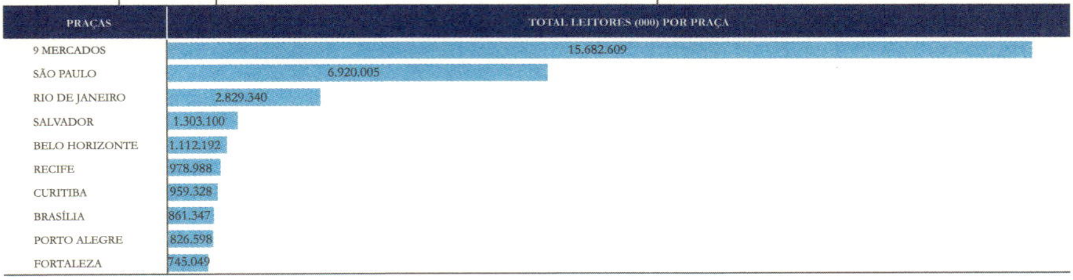

PRAÇAS	TOTAL LEITORES (000) POR PRAÇA
9 MERCADOS	15.682.609
SÃO PAULO	6.920.005
RIO DE JANEIRO	2.829.340
SALVADOR	1.303.100
BELO HORIZONTE	1.112.192
RECIFE	978.988
CURITIBA	959.328
BRASÍLIA	861.347
PORTO ALEGRE	826.598
FORTALEZA	745.049

Fonte Ipsos Connect: EGM Multimídia - Janeiro a Dezembro 2015 - 9 Mercados (DF, BH, Cur, For, POA, Rec, RJ, Sal, SP)
Filtro:" Ambos sexos - 10 e + anos
Total do Universo (em mil): 45.072.637 - Amostra do Filtro: 36.048.000
Dado de 2015 não comparável com os anos anteriores devido nº de mercados pesquisados que passou de 13 para 9 RMs (SP, RJ, POA, Cur, DF, BH, Sal, Rec, For).
A mudança do critério de classificação econômica ABEP de 2014 para 2015 teve impacto negativo (-5,0%) na projeção de penetração do meio.

Figura 7: Alcance da Mídia Social (Fonte: Grupo de Media São Paulo)

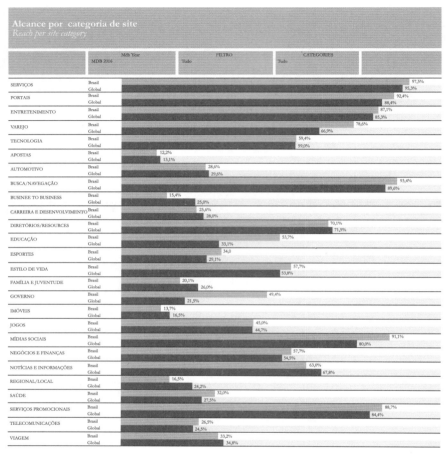